Allgemein- und viszeralchirurgische Eingriffe im 3. und 4. Jahr

Leonid Kasakov · Wilm Rost · Stephan Falck
(Hrsg.)

Allgemein- und viszeralchirurgische Eingriffe im 3. und 4. Jahr

Eine praxisorientierte Anleitung für die Weiterbildung

Mit einem Geleitwort von Professor Karl J. Oldhafer

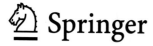 Springer

Hrsg.
Leonid Kasakov
Klinik für Allgem. & Viszeralchirurgie,
Bundeswehrkrankenhaus
Hamburg, Deutschland

Wilm Rost
Klinik für Allgem. & Viszeralchirurgie,
Bundeswehrkrankenhaus
Hamburg, Deutschland

Stephan Falck
Klinik für Chirurgie, Krankenhaus Reinbek
St. Adolf-Stift
Reinbek, Schleswig-Holstein, Deutschland

ISBN 978-3-662-62501-9   ISBN 978-3-662-62502-6   (eBook)
https://doi.org/10.1007/978-3-662-62502-6

Die Deutsche Nationalbibliothek verzeichnet diese Publikation in der Deutschen Nationalbibliografie;
detaillierte bibliografische Daten sind im Internet über http://dnb.d-nb.de abrufbar.

© Sandra Herholt, Hamburg

Planung/Lektorat: Fritz Kraemer
Springer ist ein Imprint der eingetragenen Gesellschaft Springer-Verlag GmbH, DE und ist ein Teil von
Springer Nature.
Die Anschrift der Gesellschaft ist: Heidelberger Platz 3, 14197 Berlin, Germany

Geleitwort

Es ist für mich eine große Ehre, das Geleitwort zu dem neuen Werk der drei Herausgeber zu übernehmen. Das erste Buch „Die ersten Eingriffe in der Allgemein- und Viszeral Chirurgie" war bereits ein Erfolg. Das Werk war für die ersten beiden Jahre in der Weiterbildung konzipiert.

Wie geht es für die junge Kollegin, den jungen Kollegen weiter nach zwei erfolgreichen Ausbildungsjahren? Insofern war es eine gute Entscheidung von den Herausgebern, „die Serie" fortzusetzen und die jungen Kolleginnen und Kollegen mit dem nächsten Werk für die anschließenden beiden Jahre (3.und 4. Jahr) zu versorgen. Oder sollte man heutzutage hinterfragen, ob Lehrbücher, in gedruckter oder in digitaler Form, überhaupt noch ein zeitgemäßes Lern- und Lehrmedium darstellen bei unendlich erscheinender Informationsbeschaffung aus dem Internet?

Was ist in der Zeit seit der Herausgabe des ersten Bandes 2018 Relevantes in der Chirurgie für die Weiterbildung geschehen? Natürlich viel, und in diesem Zusammenhang möchte ich drei wesentliche Aspekte nennen: 1. die weiter voranschreitende Versorgung von komplexen Eingriffen in dafür spezialisierten Zentren, 2. die enorme Entwicklung in der Roboterchirurgie und 3. die zunehmende Ambulantisierung.

Hinterfragt werden sollte, ob das Zentralisieren von Eingriffen in spezialisierten Zentren überhaupt einen Einfluss auf die Weiterentwicklung während der Facharztausbildung im 3. und 4. Weiterbildungsjahr haben wird bzw. haben darf? Ich denke schon. Die Tatsache, dass komplexe Eingriffe nur noch in spezialisierten Zentren erfolgen, wird die Landschaft der chirurgischen Kliniken deutlich verändern und damit natürlich Einfluss auf die Weiterbildung nehmen. Wir gehen davon aus, dass diese Entwicklung in den nächsten Jahren weiter zunehmen wird. Die damit verbundene Konzentration von Kompetenz wird zu einer verbesserten Versorgung der Patienten führen. Denn es gilt als grundsätzlich belegt, dass die Ergebnisqualität chirurgischer Eingriffe positiv mit der Fallzahl der Operationen korreliert. Hierzu liegen bereits umfangreiche Daten aus nationalen und internationalen Studien für die kolorektale Chirurgie, die Pankreaschirurgie, die Ösophagus- und Magenchirurgie und für die Leberchirurgie vor. Die Herausforderung liegt darin, die Patienten davon zu überzeugen, dass nicht das nächste Krankenhaus aufzusuchen ist, sondern eine spezialisierte Einrichtung in der Region gewählt werden soll. Viele Länder in Europa – ich denke in diesem Zusammenhang besonders an Schweden – sind in dieser Entwicklung weiter und konnten zeigen, dass es von Patienten und Angehörigen akzeptiert wird.

Aktuell hat die Anhebung der Mindestmenge für komplexe Eingriffe am Ösophagus durch den Gemeinsamen Bundesausschuss (G-BA) von 10 auf 26 pro Klinik und Jahr die Debatte um dieses Thema intensiviert. Aus fachchirurgischer Sicht besteht dabei Einigkeit, dass die hiermit verbundene Zentralisierung die Chance auf eine weitere Verbesserung der Versorgungsqualität nach sich zieht, auch wenn die konkrete Zahl von 26 dabei umstritten ist. Welchen Einfluss hat diese Entwicklung nun auf die Weiterbildung im 3. und 4. Jahr? Wir sprechen bei der Zentralisierung nicht nur von Eingriffen am Ösophagus, Pankreas und Rektum, sondern zum Beispiel auch von einer Konzentration in der Hernien- und Schilddrüsenchirurgie. Chirurgische Einrichtungen, die eine sehr große Expertise in der komplexen abdominellen Tumorchirurgie aufgebaut haben, sind nicht zwangsläufig mit einem Schwerpunkt in der Hernien- und Schilddrüsenchirurgie ausgestattet.

Hinzu kommt der Aspekt der Ambulantisierung. Leistenhernien werden zunehmend ambulant versorgt. Das Spektrum der ambulanten oder „1-Day-Surgery"-Prozeduren wird in den nächsten Jahren zunehmen. Ich persönlich gehe davon aus, dass in der Zukunft die „einfachen" Cholezystektomien nicht mehr stationär durchgeführt werden. Nur noch die komplizierten Cholezystektomien mit ggf. notwendigem Einsatz der interventionellen Endoskopie verbleiben stationär. Die Herausforderung der 1-Day-Surgery ist die kompetente Begleitung und Beratung des Patienten, die dabei nicht vernachlässigt werden darf. Das Vermitteln von Sicherheit und Handlungsempfehlungen für die ersten postoperativen Tage gehören neben den operativen Fähigkeiten zu Kompetenzen, die erlernt werden müssen.

Die Roboterchirurgie entwickelt sich zunehmend und nimmt mehr und mehr Raum in der Versorgung chirurgischer Patienten ein. Sie ist faszinierend und hat aus meiner Sicht eine große Zukunft. Noch sind die Kosten für die begrenzte Anwendung verantwortlich. Ziel muss sein, mehr und mehr Prozeduren robotisch durchzuführen, um auch hier eine Expertise zu entwickeln.

Was bleibt dann für die „normale" laparoskopische Chirurgie? Die „normale" laparoskopische Chirurgie wird zunächst ihren Stellenwert behalten und als Ausbildungseingriff erhalten bleiben. Neue Techniken müssen nicht automatisch „etablierte Methoden" ersetzen, sondern dienen als Vorbereitung. Wenn eine neue Technik eingeführt wird, werden zuerst die erfahrenen Chirurgen herangeführt. In der Roboterchirurgie sind das zurzeit in der Regel die Oberärzte. Sie erlernen die neue Technologie an sogenannten „Ausbildungseingriffen" und stehen damit in direkter Konkurrenz zu den Weiterzubildenden. Entscheidend ist die Anzahl der Chirurgen, die sich mit der Roboterchirugie vertraut machen sollen. Eine Auswirkung auf die Weiterbildung ist dann zu erwarten, wenn mehr als zwei bis drei Chirurgen in einem solchen Programm aktiv werden.

Unter diesen Rahmenbedingungen eine gute chirurgische Weiterbildung zu ermöglichen, stellt eine Herausforderung dar, der aus meiner Sicht mit folgenden Ansätzen, die auf verschiedenen Ebenen wirken, erfolgreich begegnet werden kann:

Fundierte theoretische Kenntnisse durch moderne Lernmittel: Dies ist Grundlage. Ein Eingriff ist schneller zu erfassen, wenn die anatomischen und pathophysiologischen Kenntnisse vorhanden sind. Hier hat das „chirurgische Lehrbuch" – wie das hier vorgestellte – seinen festen Platz. Es ist hilfreich, Videos von dem zu erlernenden Eingriff anzuschauen. Hierzu gibt es eine Vielzahl von hervorragenden Lehrvideos, die auf verschiedenen Plattformen zur Verfügung stehen.

Einsatz von Simulationen: Die Simulationsmöglichkeiten von Prozeduren nehmen zu. Dies betrifft besonders laparoskopische Eingriffe.

Systematische praktische Grundausbildung: Eine fundierte Grundausbildung wird an Bedeutung zunehmen, wenn die Weiterbildung an verschiedenen Standorten – im Rahmen eines Ausbildungsnetzwerkes – stattfinden wird.

Größere chirurgische Weiterbildungseinrichtungen: In Zukunft werden nur größere chirurgische Einrichtungen eine moderne Weiterbildung ermöglichen können. Die Alternative dazu sind Ausbildungsnetzwerke, die intensiv zusammenarbeiten. In diesen Strukturen sollten auch ambulante Versorgungseinrichtungen integriert sein.

Alle drei Aspekte, die Chirurgie in Zukunft maßgeblich beeinflussen werden, die Behandlung von komplexen Eingriffen in spezialisierten Zentren, die Robotik in der Chirurgie sowie die zunehmende Ambulantisierung sollten in zukünftigen Weiterbildungsstrukturen berücksichtigt werden.

Ich bin mir sicher, dass die Assistenten in der Weiterbildung in diesem Buch hilfreiche Hinweise, Strukturen und Hilfestellung für den beruflichen Alltag finden. Die Abbildungen sind sehr anschaulich und tragen zum Verstehen extrem bei. Zu guter Letzt zeichnet einen guten Chirurgen das Handling, das Gefühl für Gewebe und Strukturen aus, aus diesem Grund ist ein Buch nach wie vor ein Medium zum Lernen und Lehren, welches an Aktualität nicht gänzlich verliert.

Den Autoren gilt meine Anerkennung und Gratulation zu diesem gelungenen Werk, und ich wünsche allen angehenden Kolleginnen und Kollegen viel Erfolg im 3. und 4. Ausbildungsjahr.

Hamburg
im März 2022

Prof. Dr. med. Karl J. Oldhafer

Es geht weiter

Als wir vor mehr als vier Jahren anfingen, uns mit dem Projekt der „Ersten Schritte"
zu beschäftigen, war uns nicht gänzlich klar, worauf wir uns eingelassen hatten. Eigentlich wollten wir nur einen überschaubaren, lockeren Einstieg in die Chirurgie vorlegen.
Geprägt von den Erlebnissen unserer eigenen Anfänge, nun in der Verantwortung, nachfolgende Generationen mitzunehmen und zu begeistern, sollte eine Reduktion auf die
naturgemäß sehr subjektiven, aber aus unserer Sicht entscheidenden Informationen
erreicht werden. Doch eine Vereinfachung und Kürzung hinzubekommen ist manchmal
komplizierter als gedacht.

Uns war damals klar, unser Buch konnte und sollte nur als Ergänzung zur praktischen
und angeleiteten Erfahrung im OP, zu Video-Tutorials im Netz und zu den klassischen
Lehrbüchern dienen. Aber gerade am Anfang, wenn die Übersicht noch fehlt, ist es
unglaublich schwer, die entscheidenden Informationen zu finden, einzuordnen und zu
filtern.

Eure Reaktionen haben uns aber deutlich gezeigt, dass es unserem Team gelungen ist,
einen Baustein für einen leichteren, erfolgreichen Einstieg in die Chirurgie zu liefern.
Danke dafür! Das hat uns motiviert, jetzt den nächsten Schritt zu gehen und die Eingriffe
für den folgenden Weiterbildungsabschnitt im gleichen Stil aufzubereiten.

Sich diesem neuen Ziel zu nähern war wieder ein langer Weg. Es ist ein aufwendiger
Prozess, Wissen zu filtern, Fakten aufzuarbeiten, Visualisierungen zu entwerfen,
Perspektiven zu wechseln. Wir haben zusammen viel gelernt, entworfen und wieder ver-
worfen, gezweifelt, gestritten und gelacht.

Diesmal ist es jedoch komplexer, die Anforderungen steigen. Denn inzwischen seid
ihr auch schon in der Rolle als Erfahrungsträger gefragt. Immer häufiger werdet ihr eure
eigenen Kompetenzen, Fertigkeiten und euer praktisches Wissen weitergeben müssen.

Wir hoffen jetzt sehr, euch diese großen Schritte innerhalb der fortschreitenden Weiterbildung, steigenden Verantwortung und regelmäßigen Durchführung zunehmend komplexer Eingriffe leichter zu machen und euch erneut ein kleines Stück begleiten zu können. Dieser nächste Schritt wird euch sicher gelingen.

Nur Mut auf diesem Weg!
Leonid Kasakov, Wilm Rost, Stephan Falck

Inhaltsverzeichnis

Abkürzungsverzeichnis

A.	Arteria
AAST	American Association for the Surgery of Trauma
ant.	anterior
Anti-TPO	Thyreoperoxidase-Antikörper
ASA	American Society of Anesthesiologists
AWMF	Arbeitsgemeinschaft der Wissenschaftlichen Medizinischen Fachgesellschaften
CEEA	Circular Enteroenteric Anastomosis Stapler
Ch.	Charrière
CIONM	kontinuierliches intraoperatives Neuromonitoring
CO2	Kohlenstoffdioxid
CRP	C-reaktives Protein
CT	Computertomographie
CTA	CT-Angiographie (angiographische Computertomographie)
cTNM	klinische TNM-Klassifikation
DSA	digitale Subtraktionsangiographie
EMG	Elektromyographie
ERAS	enhanced recovery after surgery
FAST	Focused Assessment with Sonography for Trauma
G	Grading
GdB	Gesundheitsberichterstattung des Bundes
GIA	gastrointestinale Anastomose (-Stapler)
h	Stunde/Stunden
HF	Hochfrequenz
i. v.	intravenös
ICG	Indocyaningrün
ICR	Interkostalraum
IONM	intraoperatives Neuromonitoring
iPTH	intaktes Parathormon

I-R-A-N	Infektsanierung, Revaskularisation, Amputation, Nachbehandlung
ITP	idiopathische thrombozytopenische Purpura
kl. BB	kleines Blutbild
L	Ausbreitung von Krebszellen in den Lymphbahnen
M.	Morbus
M.	Musculus
µl	Mikroliter
ml	Milliliter
Mmol/l	Millimol/Liter
MRA	MR-Angiographie (angiographische Magnetresonanztomographie)
N	Nodi (Lymphknoten)
N.	Nervus
OP	Operation(ssaal)
OPSI	overwhelming postsplenectomy infection
p	pathologische Klassifikation
pAVK	periphere arterielle Verschlusskrankheit
PDS	Polydioxanonfaden
PEG	Perkutane endoskopische Gastrostomie
PILLAR II (Studie)	Perfusion Assessment in laparoscopic left-sided/anterior resection
PME	partielle mesorektale Excision
PPH	Procedure for Prolaps & Hemmorhoids
PSS	Postsplenektomiesepsis
QF	Querfinger
RKI	Robert Koch-Institut
SSL	Steinschnittlage
STIKO	Ständige Impfkommission
T	(Primär-)Tumor
TMN	TMN-Klassifikation von Tumoren
Trak	Thyreotroponin-Autoantikörper
TSH	Thyroidea-stimulierendes Hormon
UICC	Union for International Cancer Control
V	Ausbreitung von Krebszellen in den Gefäßen
V.	Vena
VEGF	Vascular Endothelial Growth Factor
Vit.	Vitamin
VTE	venöse Thromboembolieprophylaxe
WHO	World Health Organization
ZVK	zentraler Venenkatheter

Konventionelle Tracheotomie

1

Leonid Kasakov

Inhaltsverzeichnis

1.1 Präambel

Die über die Jahrtausende bekannte Operation hat auch heutzutage ihre Bedeutung nicht verloren, auch wenn sie mit der Entwicklung der fiberoptischen Endoskopie und daraus entstandenen Techniken der Dilatationstracheotomie zunehmend aus der chirurgischen Hand genommen wird. Gegenstand unserer Darstellung ist eine klassische konventionelle Tracheotomie, die in einem Operationssaal eines Krankenhauses durchgeführt wird – die Techniken einer Nottracheotomie und Dilatationstracheotomie werden wir an dieser Stelle nicht besprechen.

L. Kasakov (✉)

Klinik für Allgemein- und Viszeralchirurgie, Bundeswehrkrankenhaus, Hamburg, Deutschland

E-Mail: leonidkasakov@bundeswehr.org

© Springer-Verlag GmbH Deutschland, ein Teil von Springer Nature 2023

L. Kasakov et al. (Hrsg.), *Allgemein- und viszeralchirurgische Eingriffe im 3. und 4. Jahr,* https://doi.org/10.1007/978-3-662-62502-6_1

1.2   Indikation und Operationsvorbereitungen

Die häufigsten Indikationen für eine konventionelle Tracheotomie sind eine bevorstehende Langzeitbeatmung oder ein verzögertes Weaning, neurologisch bedingte Störungen des Atmens und das Gewährleisten einer suffizienten Bronchialtoilette.

Durch die Entwicklung der Dilatationstracheotomie hat sich das Spektrum der Indikationen für eine konventionelle Tracheotomie ebenfalls geändert.

Das sind die Fälle, in denen eine Bedside-Tracheotomie nicht durchgeführt werden kann. Deswegen ist die unten stehende Liste nicht das Indikationsverzeichnis für eine konventionelle Tracheotomie (die Indikation für eine Tracheotomie stellt normalerweise ein Intensivmediziner), vielmehr handelt es sich um ein Verzeichnis der Kontraindikationen für ein dilatatives Verfahren.

- Veränderungen im Nasen-Rachen-Bereich: Tumoren, anatomische Besonderheiten, die eine Videotracheoskopie verhindern.
- Veränderungen im Halsbereich: Narben, Schilddrüsenhyperplasie, die eine Punktion/ Dilatation erschweren.
- Eingeschränkte Mobilität der HWS: Traumata, Bandscheibenvorfall, degenerative Erkrankungen, pyknische Patienten, wo ein Halsüberstrecken erschwert ist.
- Gerinnungsstörungen.

Präoperative Halssonographie mit Darstellung der Schilddrüse, besonders Schilddrüsenisthmus und Trachea, ist obligat und hilft dir, unangenehme intraoperative Überraschungen zu umgehen. Im Zweifelsfall hilft eine Tracheazielaufnahme, die Luftröhre zu orten. Die nächste wichtige Untersuchung ist die Prüfung der Beweglichkeit des Halses.

Besprich mit Kollegen von der Abteilung Anästhesie/Intensivmedizin die Größe der Trachealkanüle, die durchaus von der Tubusgröße abweichen kann, sorge dafür, dass die Kanüle mit dem Patienten in den Saal kommt, noch besser, wenn noch eine zweite Kanüle (um 0,5 Ch. kleiner) mitkommt. Bei manchem ruft die Erwähnung solcher „Kleinigkeiten" ein Lächeln hervor, aber die verzweifelte Suche nach einer passenden Trachealkanüle in dem Moment, wo die Trachea schon offen ist, verursacht ganz andere Emotionen. Für die intra- und die erste postoperative Zeit ist eine stabile „Rügheimer"-Kanüle geeignet, die später gegen eine andere (je nach Indikation) ausgetauscht werden kann.

1.3   Instrumentarium und Lagerung

Idealerweise soll der Patientenkopf rekliniert sein, damit die Trachea nach ventral kommt. Eine Überreklination der Trachea, besonders bei älteren Patienten, soll vermieden werden, da degenerative Randosteophyten eine Myelonkompression verursachen und in einem ganz ungünstigen Fall zur Läsion der Vertebralarterien führen können.

Ob der Patientenkopf dabei in einer Schale liegt, auf einem Gelring bei aufgeklappten Tischkopfteil, oder ob ein anderes System benutzt wird, spielt eine untergeordnete Rolle.

Ein Grundsieb ist für die Durchführung der Tracheotomie ausreichend. Der Autor findet die Verwendung von Einzinkerhaken und Potts-Schere sehr hilfreich. Auch ein Wundretraktor kann genommen werden, wenn in deiner Klinik dessen Benutzung für die Eingriffe am Hals etabliert ist.

Nun folgen die Lagerung, dreimaliges Abwaschen und Abdecken des Operationsgebietes (kranial Kinnspitze, kaudal Sternummitte, lateral dorsaler Rand des M. sternocleidomastoideus. Klebe dein kraniales Tuch so, dass der Anästhesist jederzeit problemlos an den Tubus kommen kann. Vergiss das Team-Timeout nicht, besprich dabei die mögliche und alternative Größe der Trachealkanüle.

1.4 Operationsschritte

1. Schnittführung.
2. Höhe der Tracheotomie.
3. Freilegung der Trachea.
4. Öffnung der Trachea und Einbringen der Kanüle.
5. Tracheokutane Nähte.

Nun nimm den Skinmarker und markiere Schild- und Ringknorpel, Trachea und Fossa jugularis. Zeichne deinen Schnitt an. Die kraniokaudale Inzision verläuft vom Unterrand des Ringknorpels bis zur Fossa jugularis, die Querinzision etwa zwei Querfinger oberhalb der Fossa jugularis zwischen den medialen Rändern des M. sternocleidomastoideus (Abb. 1.1).

1.4.1 Schnittführung

Die kraniokaudale, in Längsrichtung gezogene mittige Inzision am Hals erlaubt einen problemlosen Zugang zu allen Tracheaetagen oberhalb des Jugulums. Dieser Zugang ist evtl. für pyknische Patienten mit voluminösem kurzem Hals in Erwägung zu ziehen. Ein horizontaler, quer verlaufender Hautschnitt ist kosmetisch günstiger und wird wesentlich häufiger praktiziert, auch wenn ein kosmetisches Ergebnis keine Rolle spielt.

1.4.2 Höhe der Tracheotomie

Die Aufteilung in eine obere, mittlere und untere Tracheotomie ist begrifflich ziemlich theoretisch und bezieht sich auf die Höhe der Tracheaöffnung im Verhältnis zum Schilddrüsenisthmus. Bei der oberen Tracheotomie (auf der Höhe der Trachealknorpel-

Abb. 1.1 Markierungen am Hals

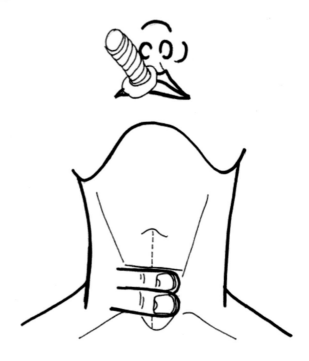

spangen 1 und 2) werden subglottische Stenosen und Phoniationsstörungen beschrieben, bei der unteren Tracheotomie (auf der Höhe der Trachealknorpelspangen 4 und 5) gefährliche Blutungen aus großen supraaortalen Gefäßen. Die untere Tracheotomie ist viel mehr anatomisch bedingt für kleine Kinder geeignet, bei Erwachsenen geht die Trachea unterhalb des Schilddrüsenisthmus steil nach dorsal, sodass die Freilegung der Trachea in diesem Bereich mit großen technischen Schwierigkeiten verbunden sein kann. Die mittlere Tracheotomie (auf der Höhe der Trachealknorpelspangen 2 und 3) ist dagegen komplikationsarm (Abb. 1.2).

1.4.3 Freilegung der Trachea

Dein Ziel: die gut sichtbaren Trachealknorpelspangen 2 bis 5 zu identifizieren. Ob die Öffnung der Trachea auf der Höhe der Knorpelspangen 2 bis 3 oder 3 bis 4 stattfindet, ist nicht von großer Bedeutung, wenn dabei der Schilddrüsenisthmus nicht durchtrennt werden soll.

Unabhängig davon, wie dein Hautschnitt verläuft, längs oder quer, verläuft die subkutane Präparation zunächst in Querrichtung. Der Haupt-Platysmalappen lässt sich mit dem monopolaren Strom bequem durchtrennen. Die darunterliegende prätracheale Faszie (Lamina pretrachealis) soll dabei intakt bleiben. Achte auf die oberflächlichen Halsvenen, die können bei Patienten, die mit hohem PEEP beatmet werden, durch

Abb. 1.2   Skizze Anatomie

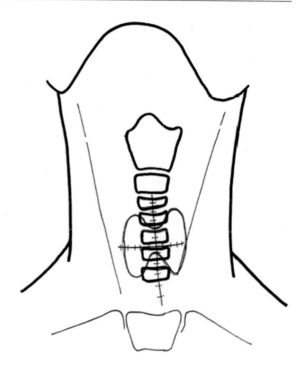

einen oberen venösen Abflussstau gut gefüllt sein und bei Verletzung unangenehm bluten. Die beste Kontrolle erreichst du durch eine Umstechungsligatur. Jetzt stößt du auf die intrahyoidale Muskulatur, die geschlossen ist. Die weiße Linie zwischen beiden Seiten ist deine Präparationsstelle. Präpariere die Muskeln (M. sternohyoideus ist ganz medial) auseinander und lass diese seitlich halten, sodass die Trachealknorpelspangen und der Schilddrüsenisthmus sichtbar werden. Wenn du die Knorpelspangen 1 bis 5 sehen kannst, entscheide, ob der Schilddrüsenisthmus mobilisiert oder reseziert werden soll. Dein Ziel ist es, zwei der Spangen 2, 3 und 4 frei zu haben. Der Isthmus kann mit Overholt-Klemmen von der Trachea abgehoben und mit dem Skalpell oder bipolarem Strom durchtrennt werden. Bei der Durchtrennung sorge dafür, dass die Trachea nicht verletzt wird. Das durchtrennte Schilddrüsengewebe kann ebenfalls mit einer Umstechungsligatur versorgt werden. Manchmal ist es sinnvoll, die medialen Ränder der Schilddrüse 0,5 cm zu mobilisieren, dadurch erreichst du einen besseren Zugang zur Vorderwand der Trachea (Abb. 1.3).

1.4.4   Öffnung der Trachea und Einbringen der Kanüle

Bevor du dein Skalpell in die Hand nimmst, sage den Kollegen auf der anderen Tuchseite Bescheid, was du vorhast. Eventuell wird der Druck des Tubuscuffs reduziert. Suche dir

Abb. 1.3 Unterfahren der
Schilddrüsenisthmus

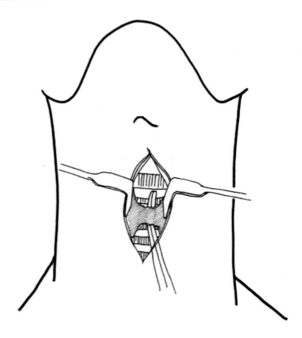

einen Zwischenknorpelraum (Lig. anulare) zwischen zwei möglich proximalen Knorpel-spangen. An dieser Stelle soll die Trachea quer eröffnet werden. Um Cuffverletzungen zu vermeiden, kannst du die Haltenähte über eine darunterliegende Knorpelspange setzen und diese anspannen oder nach einer Stichinzision mit einem Einzinkerhaken hoch-ziehen. Nach Eröffnen der Trachea nimm die Potts-Schere und schneide an den Seiten der Queröffnung zwei Tracheaknorpelspangen so durch, dass ein Türflügel entsteht, der hochgeklappt werden kann. Ist der Cuff doch beschädigt, wird sich die Patienten-beatmung problematischer gestalten. Wenn die fehlende Abdichtung der Trachea durch die Anpassung der Beatmungseigenschaften kompensiert wird, dann kannst du wie geplant fortfahren und tracheokutane Nähte anlegen. Wenn nicht, dann zunächst die Trachealkanüle einbringen.

Wir gehen davon aus, dass du geschickt bist und der Cuff unversehrt bleibt (Abb. 1.4).

1.4.5 Tracheokutane Nähte und Einbringen der Kanüle

Für eine tracheokutane Naht ist eine kleine robuste runde Nadel 5/8-Kreis oder ½-Kreis mit nicht-resorbierbarem Faden der Stärke 0 oder 2/0 geeignet. Idealerweise sollst du alle vier Ecken der Tracheostomaöffnung belegen. Stich erst die Haut an, dann die Trachealvorderwand so, dass eine Knorpelspange in die Naht kommt. Wenn du

Abb. 1.4 Fensterung der Trachea

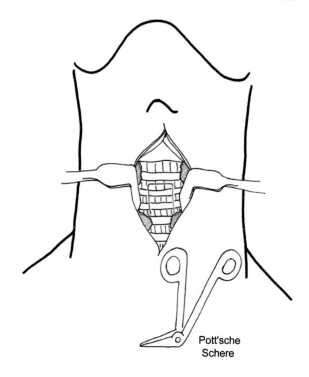

Pott'sche
Schere

nur das Lig. anulare anstichst, kann deine Naht beim Zuziehen ausreißen. Die Naht endet wieder an der Haut (Rückstichnaht). Wenn alle vier Nähte angelegt sind, kannst du auch die „Türflügelecken" mit der Haut verbinden. Dann können die Fäden vorsichtig zugezogen werden. Es entsteht eines stabiles Tracheostoma. Nun kann der Tubus entblockt und zurückgezogen (aber nicht komplett entfernt!) werden. Von diesem Moment an ist der Patient nicht beatmet. Nimm die vorher ausgewählte Rügheimer-Trachealkanüle mit einer Führungsseele und platziere diese in der Trachea. Jetzt kann die Kanüle mit dem Beatmungsschlauch verbunden und geblockt werden. Es bleibt nur noch, die Kanüle am Hals zu befestigen und die Wundränder zu adaptieren. Die gleichmäßige Exkursion beider Thoraxseiten zeugt davon, dass die Kanüle richtig liegt (Abb. 1.5).

1.5   Nachbehandlung

Durch eine natürliche Keimbesiedlung im Mund- und Rachenbereich sind Infektionen nicht selten. Deswegen sind aseptische Verbände des Tracheostomas besonders im frühen postoperativen Verlauf sehr wichtig.

Abb. 1.5 Tracheokutane
Nähte

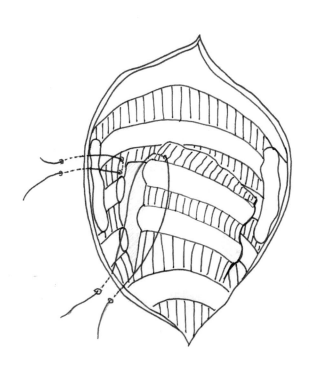

Literatur

Gdanietz K, Franz A, Schneider I (1975) Surgical technique for institution and plastic closure of the tracheostoma. Ist communication. Z Erkr Atmungsorgane 143(1):36–39

Bishop B, Bostwick J, Nachai F (1980) Persistent tracheostomie Stoma. Am J Surg 140(5):709–710

Berghaus A, Handrock M, Matthias R (1984) Unser Konzept bei Anlage und Verschluss eines Tracheostoma. HNO 32:217–220

Bontempo L, Manning S (2019) Tracheostomy Emergencies. Emerg Med Clin North Am 37(1):109–119

Schilddrüsenresektion/ Hemithyreoidektomie

Stephan Falck und Leonid Kasakov

Inhaltsverzeichnis

2.1 Präambel

Gutartige Schilddrüsenveränderungen sind in Deutschland häufig und bedürfen oft keiner weiteren Therapie. Kommt es aufgrund von morphologischen oder funktionellen Veränderungen im Bereich der Schilddrüse zu Beschwerden, sprechen wir von benignen Schilddrüsenerkrankungen. Der Jodmangel gilt in der Entstehung der endemischen Struma als Hauptursache, daneben ist eine Vielzahl weiterer pathogenetischer Mechanismen ursächlich für das Entstehen der nicht-endemischen Struma.

S. Falck (✉) · L. Kasakov
Klinik für Allgemein- und Viszeral- und Thoraxchirurgie, Krankenhaus St. Adolf – Stift, Reinbek, Deutschland
E-Mail: Stephan.Falck@krankenhaus-reinbek.de

L. Kasakov
E-Mail: leonidkasakov@bundeswehr.org

L. Kasakov
Klinik für Allgemein- und Viszeralchirurgie, Bundeswehrkrankenhaus, Hamburg, Deutschland

© Springer-Verlag GmbH Deutschland, ein Teil von Springer Nature 2023
L. Kasakov et al. (Hrsg.), *Allgemein- und viszeralchirurgische Eingriffe im 3. und 4. Jahr*, https://doi.org/10.1007/978-3-662-62502-6_2

2.2   Indikation und OP-Vorbereitung

Die Indikationsstellung zur Schilddrüsenoperation ist multifaktoriell und muss neben den funktionellen und morphologischen Veränderungen mit den entsprechenden Beschwerden immer auch die Abwägung der individuellen konservativen Verfahren und der möglichen Komplikationen einer Operation mit einbeziehen.

Diagnostische Maßnahmen vor Schilddrüsenoperationen:

Allem voran steht die sorgfältige Anamnese mit Erfassung der familiären Belastung bezüglich Schilddrüsenerkrankungen; es folgt die klinische Untersuchung des Halses und das Erfassen etwaiger Risikofaktoren für die Operation.

An apparativen Untersuchungen steht die zervikale Sonographie an erster Stelle. Diese ermöglicht einen guten Überblick über die Ausdehnung und Struktur der Schilddrüse, sie lässt eine Einschätzung von knotigen Veränderungen zu und gibt Hinweise auf extrathyreoidale Veränderungen. Die funktionelle Untersuchung mittels Szintigraphie gibt weitere Hinweise zur Eingrenzung festgestellter morphologischer Veränderungen, hat in der Bedeutung aber durch bessere Sonographie deutlich abgenommen. Im Rahmen einer Hyperthyreose und vor Rezidiveingriffen ist die szintigraphische Eingrenzung weiterhin sinnvoll und gehört unseres Erachtens zu einer kompletten Schilddrüsendiagnostik weiterhin dazu.

Bei sehr großen Schilddrüsen, insbesondere mit retrosternalen Anteilen, ist eine Computertomographie des Halses ohne Kontrastmittel zur genaueren OP-Planung sinnvoll. Hiermit lassen sich auch mögliche Trachealveränderungen oder infiltrative Prozesse erkennen.

Laborchemisch sind neben dem TSH, den peripheren Schilddrüsenhormonen und dem Calcitonin auch schilddrüsenspezifische Antikörper (Anti-TPO, TRAK) und das Serumkalzium zu bestimmen. Bei erhöhten Kalziumwerten sollte dann das iPTH (Parathormon) bestimmt werden.

Eine Feinnadelpunktion sollte bei allen sonographisch suspekten und szintigraphisch kalten Knoten durchgeführt werden.

Eine präoperative Laryngoskopie zur Beurteilung der Stimmlippenbeweglichkeit (Recurrensfunktion) sollte in jedem Fall erfolgen. Dies dient zum einen der Qualitätskontrolle, zum anderen sollen präoperativ bestehende Funktionsstörungen diagnostiziert und in die OP-Planung mit einbezogen werden.

2.2.1   Indikation

Die Hauptindikationen zur Schilddrüsenoperation sind:

- mechanische Veränderungen bei Knotenstruma mit zervikalen Symptomen wie Räuspern,
  Globusgefühl, Schluckbeschwerden oder Heiserkeit

- ektope Lage der Struma, inbesondere die retrosternale Struma,
- diffuse oder fokale Autonomie mit Versagen der medikamentösen Therapie unter Berücksichtigung der Radiojodtherapie,
- Malignitätsnachweis oder -verdacht,
- Rezidivstruma unter besonderer Berücksichtigung des erhöhten OP-Risikos – Immunthyreopathie vom Typ Basedow, vor allem wenn eine Augenbeteiligung vorliegt – ggf. therapierefraktäre Thyreoiditis (Hashimoto-Thyreoiditis mit lokalen Beschwerden)

2.2.2 OP-Vorbereitung

Aufklärung: Neben allgemeinen Risiken wie Nachblutung, Infektion und Thromboembolie soll der Patient über die eingriffspezifischen Komplikationen wie Schädigung von N. recurrens und Nebenschilddrüsen und deren Folgen aufgeklärt werden.

Anzeichnen des Kocher-Kragenschnittes am stehenden Patienten. Das ist wichtig, weil die Kosmetik essenziell von der Schnittführung abhängig ist. Schaue, ob du evtl. eine Falte für die Schnittführung nutzen kannst, ggf. zeichne Dir zwei Möglichkeiten an, um ggf. intraoperativ eine Auswahl nach Abschluss der Lagerung zu haben. Der Schnitt sollte ca. 2 Querfinger oberhalb des Jugulums angesetzt werden.

2.3 Lagerung und Neuromonitoring

Neuromonitoring während einer Schilddrüsenoperation ist in Deutschland Routine geworden. Die Empfehlungen der Chirurgischen Arbeitsgemeinschaft Endokrinologie zur Anwendung des intraoperativen Neuromonitorings in der Schilddrüsenchirurgie halten das EMG des M. vocalis für einen unverzichtbaren Bestandteil im Maßnahmenkomplex, um die Unversehrtheit des N. recurrens zu gewährleisten. Grundsätzlich kann die Ableitung der elektromyographischen Potenziale mit Nadelelektroden (eingebracht ins Lig. cricothyreoideum) oder Tubuselektroden (liegen direkt an der Stimmlippe) erfolgen. Jede Methode hat Vor- und Nachteile, wobei die Technik sich immer mehr zugunsten der Tubuselektroden entwickelt. Neben intermittierenden Ableitungsmethoden (IONM) tritt eine kontinuierliche Ableitung über den N. vagus (CIONM) immer mehr in Erscheinung. Wir nutzen in unserem Haus Tubuselektroden für das Neuromonitoring. Für die Platzierung ist der Anästhesist verantwortlich. Die Elektroden müssen im Kehlkopf zu liegen kommen und die Stimmlippen berühren, ansonsten ist die Signalqualität schlecht.

Wir gehen davon aus, dass auch du in das Neuromonitoringgerät eingewiesen bist und diese Einweisung auch ernst genommen hast. Vor Beginn der Operation checke das Neuromonitoringgerät und die Funktion der Elektroden.

Der Operateur steht zunächst rechts vom Patienten, der Assistent gegenüber, der zweite Assistent hinter dem Kopf. Diese Verteilung bedeutet für die Anästhesie, dass sie an den Kopf des Patienten nicht herankommen. Eine vorherige Absprache mit den Kollegen ist also unerlässlich, zumal alle Zugänge und Beatmungsschläuche gut fixiert werden müssen. Für den Tubus sollte eine sogenannte Gänsegurgel benutzt werden (Tubusverlängerung mit Doppel-Swivel), auch die Augen des Patienten müssen geschützt werden.

Der Kopf wird leicht rekliniert, der Oberkörper angehoben. So lässt sich eine gute Exposition des Halses auch bei korpulenten Patienten erreichen. Denke an die Halswirbelsäule des Patienten und übertreibe die Reklination nicht.

Bei großen Schilddrüsen mit ggf. retrosternaler Lage wasche das Sternum immer mit ab.

2.4 Instrumentarium

- Grundsieb.
- Lupenbrille für den Operateur und wenn möglich den ersten Assistenten.
- Neuromonitoring (intermittierend, bei Besonderheiten kontinuierlich).
- Bipolare Pinzette.
- Nähte:
  - 3/0 und 4/0 resorbierbare Ligaturen,
  - 5/0 resorbierbare Naht mit kleiner Nadel (Verschluss der geraden Halsmuskulatur)
    – 4/0 schnell resorbierbare Naht (Hautverschluss),
  - ggf. 5/0 langsam resorbierbar zum Umstechen.

Wie du siehst, verwenden wir sehr feines Nahtmaterial. Die Verwendung von kräftigeren Fäden ist sicherlich kein Fehler, wenn es in deinen Augen der Sicherheit der Patienten dient. Gegebenenfalls Clips als Alternative zu Ligaturen, diese sind aber teurer.

- Kleine Tupfer (für „Stielchen").

2.5 Operationsschritte

2.5.1 Schnittführung

Im eingezeichneten Bereich wird der Kocher-Kragenschnitt durchgeführt. Die Länge des Schnittes ist abhängig von der Größe der Struma und den weiteren anatomischen Verhältnissen. Als anatomische Landmarke dient der M. sternocleidomastoideus, die medialen Ränder beschreiben die maximale Ausdehnung des Schnittes. Vor allem zu Beginn sollte der Schnitt nicht zu klein ausfallen, um eine gute Übersicht zu gewährleisten.

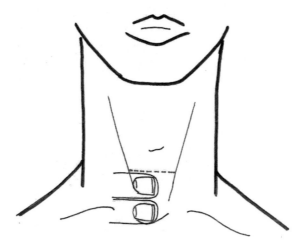

Die spätere Kosmetik ist in der Regel nicht von der Schnittlänge, sondern dessen Lage
und Form abhängig. Bei zu klein gewählten Schnitten wird der Situs unübersichtlich
und durch vermehrten Zug am Gewebe kommt es zu einer schlechteren Wundheilung.
Der Hautschnitt erfolgt mit dem Skalpell. Das subkutane Fettgewebe und Platysma
kannst du mit der Schere oder dem Messer durchtrennen. Die im Fettgewebe liegenden
Venen kannst du koagulieren, oder auch ligieren, wenn sie kräftig ausfallen. Die subfaszialen Venen sind zu schonen. Diese Venen sind auch ein guter Anhaltspunkt für deine
Präparationsschicht. Idealerweise bleibt die Faszie über den Venen erhalten.

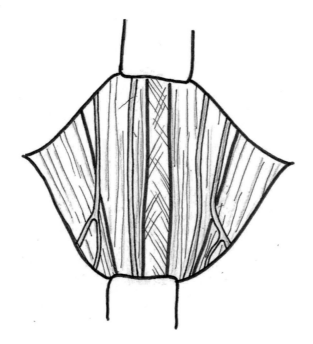

Deine Assistenz hilft mit der chirurgischen Pinzette, es kann dann ein Kocher-Klemmchen für den Zug nach oben genutzt werden. Alternativ ist ein scharfer Haken oder ein Kocher-Haken ideal. Der Zug nach oben ist essenziell, um die Präparations-schicht zu behalten und nicht wieder in das Subkutangewebe oder unter die Faszie abzu-rutschen.

Die Präparation kann mit der Schere oder dem Messer erfolgen und sollte bis zum Kehlkopf reichen. Komplettiert wird die Mobilisation nach kaudal und lateral, hier sollte bis unter die Klavikula mobilisiert werden. Das kannst du mit dem Finger kontrollieren.

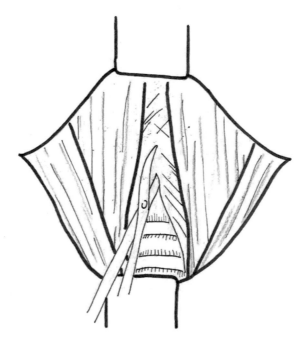

Die laterale Begrenzung ist der M. sternocleidomastoideus, ist dieser erreicht, sollte genug Mobilität für eine gute Übersicht vorhanden sein.

2.5.2 Freilegen der Schilddrüse

Die gerade Halsmuskulatur ist jetzt gut zu erkennen. Diese wird in der Mittel-linie eröffnet und die Schilddrüse freigelegt. Die Mittellinie ist manchmal schwer zu erkennen, vor allem, wenn die vordere Halsfaszie noch auf der Muskulatur verblieben ist. Eine gute Orientierung ist immer der Kehlkopf, darunter ist in der Regel ein schmaler Streifen Bindegewebe oder Fett zwischen den Muskeln zu erkennen. Die Eröffnung erfolgt mit der Schere, idealerweise ist die Spitze der Schere etwas abgerundet, so werden Verletzungen der Schilddrüsenkapsel weniger wahrscheinlich. Du kannst die Schere dann auch zum stumpfen Schieben des Gewebes benutzen. Alternativ eignet sich ein Stielchen hervorragend für die stumpfe Präparation. Die Muskulatur liegt der Kapsel breitflächig an. Lasse deinen Assistenten den Rand des Muskels anheben und trenne das sich aufspannende Bindegewebe teils scharf, teils stumpf von der Kapsel. Sollte es zu vermehrten Blutungen kommen, bist du in der falschen Schicht, z. B. in der Schilddrüsenkapsel. Bei der Durchtrennung der Muskulatur nach kaudal kommt es häufig zu Blutungen aus kleinen, kreuzenden Venen. Diese sind normalerweise harmlos, können die Sicht aber deutlich einschränken. Daher koaguliere schon vor dem Schneiden mit der bipolaren Pinzette, das verbessert die Übersicht deutlich.

Bei großen Strumen oder bei Rezidiveingriffen kann eine Durchtrennung der kurzen, geraden Halsmuskulatur die Übersicht verbessern.

Je nach geplantem Resektionsausmaß werden ein oder beide Lappen freigelegt. Die präoperative Diagnostik mit eigener Sonographie sollte so gut sein, dass eine intraoperative Exploration einer gesund erscheinenden Seite nicht notwendig ist. Bestehen Zweifel, kann die Gegenseite leicht freigelegt und palpiert werden.

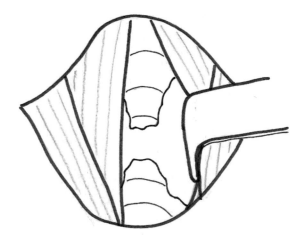

Entscheidend für eine saubere und blutarme Präparation ist das Operieren in der korrekten Schicht. Das avaskuläre „Spatium chirurgicum" ermöglicht zu großen Teilen das stumpfe Abschieben des Gewebes bis zu den Seitenvenen. Kleinere Gefäße können mit der bipolaren Diathermie kontrolliert werden.

2.5.3 Absetzen der oberen Polgefäße

Wir beginnen die Resektion regelhaft am oberen Pol. Hierfür werden zunächst die oberen Polgefäße dargestellt und vorsichtig von medial und lateral mobilisiert. Die gute Exposition der Polgefäße kann mithilfe der langen schmalen Haken erreicht werden. Der obere Pol kann dann mit einer Pean-Klemme oder einem Overholt angeklemmt und nach kaudal gezogen werden. Die Polgefäße werden dann schrittweise mit dem stumpfen Overholt unterfahren und mit 3/0 resorbierbaren Fäden ligiert. Achte darauf, die Overholt-Bewegung, wenn möglich, von medial nach lateral durchzuführen, um den Ramus externus N. laryngeus superior zu schonen. Es hat sich bewährt, den Faden mit dem Overholt durchzuziehen, so lassen sich die Gefäße sicher ligieren und können dann durchtrennt werden. Wenn die oberen Polgefäße durch zwei Ligaturen durchtrennt werden sollen, dann setzte zuerst die kaudale Ligatur. Durch einen wohldosierten Zug an der Ligatur kann man die Gefäße etwas besser darstellen. Dann wird die kraniale Ligatur gesetzt. Dein erfahrener Assistent hilft Dir mit einer Pinzette, die Ligatur weit kranial anzubringen indem der vorgelegte Knoten nach oben geschoben wird. Die Durchtrennung soll in unmittelbarer Nähe zur kaudalen Ligatur erfolgen. Wenn diese dabei abgeht, ist es nicht schlimm, die Stelle ist gut kontrollierbar und kann problemlos angefasst werden. Wir ligieren nur den kranialen Anteil der Gefäße, die kaudalen Anteile auf der Schilddrüse können mit der bipolaren Pinzette verschweißt werden. Nur bei wirklich großen Gefäßen oder unübersichtlichem Situs ligieren wir beide Seiten.

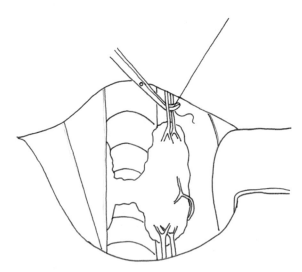

Am oberen Pol ist auf das obere Nebenschilddrüsenkörperchen zu achten (es kann sich in einigen Fällen an dieser Stelle befinden). Die Nebenschilddrüse ist manchmal schwer zu erkennen, kann sie doch einem Lymphknoten sehr ähnlich sehen. Die Nebenschilddrüse sieht in der Regel aber etwas dunkler als das übrige Fett aus, manchmal ist die

Nebenschilddrüse auch langgezogen an der Kapsel adhärent. Wichtig ist es, die Blutversorgung nicht gänzlich zu unterbinden. Daher achte darauf, das Epithelkörperchen von kranial vorsichtig von der Schilddrüsenkapsel zu lösen und den unteren Gefäßstiel zu erhalten. Dies kann mit einem Klemmchen oder einem feinen Overholt durchgeführt werden. Ist dies einmal nicht möglich, entferne sie und führe am Ende der Resektion eine Replantation z. B. in den M. sternocleidomastoideus durch (s. unten).

2.5.4 Mobilisieren der Schilddrüse von lateral

Nach sicherer Durchtrennung der oberen Polgefäße wird die Schilddrüse nach kaudal mobilisiert, die Kocher-Seitenvene sollte mit einer Ligatur (oder einem Clip) unterbunden werden. Dieses Gefäß verläuft in der Regel vom Schilddrüsenlappen quer zur V. jugularis und mündet in diese. Auch hier erfolgt die Mobilisation größtenteils stumpf, z. B. mit dem Stielchen. Mit einer Kompresse unter deinem Finger kannst du die Schilddrüse vorsichtig Richtung Trachea ziehen und schilddrüsennah (!) das Gewebe stumpf abschieben. Hierbei kann das untere Nebenschilddrüsenkörperchen der Kapsel anliegen, auch hier ist eine schonende Präparation wichtig. Achte immer auf den Gefäßstiel, dieser muss erhalten bleiben.

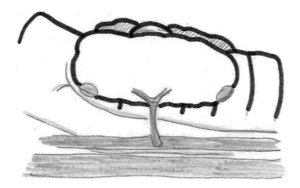

2.5.5 Aufsuchen des N. vagus (Neuromonitoring)

Kommt im Zuge der lateralen Mobilisation die A. carotis communis zur Darstellung, ist dies eine gute Gelegenheit, die Funktion des N. recurrens über den N. vagus zu testen. Hierfür wird die Schicht ventral der Arterie eröffnet und lateral der Arterie das Gewebe um die V. jugularis interna stumpf abgeschoben. Der N. vagus liegt zwischen A. carotis communis und V. jugularis interna wie eine Gitarrensaite. In der Regel lässt sich hier bereits der N. vagus mit dem Neuromonitor identifizieren, und das Signal kann überprüft und die Signalantwort gespeichert werden (als N. vagus *vor* der Resektion).

Es erfolgt dann die Mobilisierung des unteren Pols. Es ist streng auf eine schilddrüsennahe Präparation zu achten, um den N. recurrens sicher zu schonen. Es hilft, die Trachea kaudal des Isthmus darzustellen und dann an der Schilddrüse entlang die Gefäße mit dem feinen Overholt zu unterfahren und zu ligieren.

2.5.6   Durchtrennung des Isthmus

Du kannst den Isthmus auch an dieser Stelle durchtrennen. In unserem Vorgehen erfolgt die Isthmusdurchtrennung in der Regel am Schluss, nur bei sehr prominentem Isthmus oder fehlender Mobilität ziehen wir diesen Schritt vor.

Der Umgang mit dem Isthmus kann sehr unterschiedlich sein. Die Operation kann mit der Durchtrennung des Isthmus beginnen. Dabei wird der Isthmus identifiziert. Denke daran, dass bei der Lappenasymmetrie der Isthmus nicht unbedingt mittig liegt. Mit der Schere oder Overholt-Klemme präpariere das meistens avaskuläre Gewebe bis zur Trachea. Dann spreize vorsichtig mit einer flachen stumpfen (weniger invasiv!) Overholt-Klemme das Lig. suspensorium glandulae thyroideae – so heißt das Bindegewebeband (Berry – Band) zwischen Trachea und Schilddrüse, bis ein Tunnel entsteht. Die Durchtrennung kann zwischen zwei Pean-Klemmen mit einem Skalpell oder mit einem Gerät für bipolare Stromapplikation erfolgen. Es hat sich bewährt, zwischen Isthmus und Trachea eine „Holzrinne" zu platzieren, um Verletzungen der Trachea zu vermeiden.

2.5.7   Darstellen des N. recurrens

Jetzt geht es ans Eingemachte. Die Darstellung des N. recurrens ist einer der kniffligen Momente der Schilddrüsenchirurgie. Der Duden beschreibt den Begriff „knifflig" als etwas, das Vorsicht, Geschicklichkeit, Intelligenz und Fingerspitzengefühl abverlangt. Und das stimmt auch genau. Also: Die Schilddrüse wird vorsichtig nach ventral luxiert/ geschoben. Die vaskuläre Schicht lateral der Schilddrüse – die sogenannte Grenzlamelle – kann mit dem feinen Overholt vorsichtig gespreizt und der Nerv identifiziert werden. Der Nerv ist im Gegensatz zu einem Gefäß faserig und glänzt etwas silbern. Die Ausprägung des Nervs ist sehr unterschiedlich und korreliert nicht immer mit Größe des Patienten. Wenn die Identifizierung nicht sofort gelingt, kannst du auch mit dem Neuromonitor suchen, quasi als „Mapping". Das heißt, die Sonde hilft dir zunächst, den unsichtbaren Nerv grob zu identifizieren und dann präzise zu präparieren. Auf der linken Schilddrüsenseite kann man das sogenannte Glockenschnur-Phänomen beobachten – der N. recurrens pulsiert, weil er unter dem Aortenbogen läuft und dessen Schwingungen mitnimmt. Auch wenn es Dir nicht sofort gelingt, den N. recurrens zu finden, denke daran, dass dieser weder Zug, Quetschen, Ligaturen noch eine thermische Einwirkung verträgt. Wird nun der Nerv (auch mithilfe deines Oberarztes) gefunden, soll dies mit dem Neuromonitor verifiziert werden; die Signalantwort wird gespeichert.

2.5.8   Absetzen der Äste der A. thyreoidea inferior

Nach Identifikation des Nervs wird unter Sicht ventral auf den Nerv präpariert und die Äste der A. thyreoidea inferior sukzessive durchtrennt. Der Nervenverlauf gegenüber der Arterie (unter- oder überkreuzen) sollte im OP-Bericht festgehalten werden. Ebenso ist an dieser Stelle in der Regel ein Epithelkörperchen zu finden. Dies gilt es zu schonen und gut durchblutet in situ zu belassen. Die Präparation wird bis zum Kehlkopf fortgesetzt, die Nerveneintrittsstelle in den Kehlkopf ist in der Regel der schwierigste Teil der Operation. Dieser Part der Operation kann durch einen Processus posterior Glandulae thyreoideae (vom Deutschen Otto Wilhelm Madelung und Österreicher Emil Zuckerkandl beschrieben)erschwert sein. Zu deinem Glück kommt diese dorsolaterale Ausdehnung der Schilddrüse nicht immer vor. Hier ist Schritt für Schritt vorzugehen, auf einen kontrollierten Zug an der Schilddrüse ist zu achten. Die Nervenfunktion kann zwischendurch mit dem Neuromonitor kontrolliert werden. Nach Durchtrennen der letzten Fasern fällt der Nerv nach dorsal, die Schilddrüse kann jetzt von der Trachea abgetrennt werden und je nach Resektionsausmaß wird der Isthmus durchtrennt oder die Gegenseite in gleicher Weise operiert.

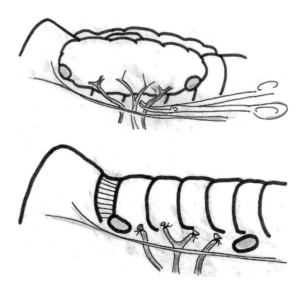

Wie Du bereits gemerkt hast, wurde eben gerade eine Hemithyreoidektomie beschrieben. Bei benignen Befunden und starker Adhärenz der Struma am Nerv kann auch die subtotale Resektion Sinn machen. In diesem Fall werden nach Feststellung der Resektionsgrenzen in das Parenchym zirkulär die Moskito–Klemmen gesetzt und das Schilddrüsengewebe oberhalb der Klemme durchtrennt. Es folgt die nächste zirkuläre

Klemmenreihe – bis das Präparat in deiner Hand bleibt. Jetzt kannst Du – sehr wichtig – das Präparat markieren. Wir markieren den oberen Schilddrüsenpol mit langen und den Isthmus mit kurzem Faden. Nun wird das Gewebe unter Moskito–Klemmen mit dünnen resorbierbaren Fäden ligiert. Eine zusätzliche Kapselnaht ist in der Regel nicht erforderlich.

Nach Abschluss der Resektionsphase und vor Abgabe des Präparates zur Histologie sollte die Schilddrüse auf anhängende Epithelkörperchen kontrolliert werden. Diese imponieren als braune Fettkügelchen auf der Kapsel, manchmal sind sie auch lang-gestreckt. Ist man sich nicht sicher ob es sich um Fettgewebe oder doch um ein Epithel-körperchen handelt kannst Du die Wasserprobe durchführen. Lege das Gewebe in eine Schale mit Wasser. Fett schwimmt oben, eine Nebenschilddrüse geht unter. Ggf. können akzidentiell entfernte Nebenschilddrüsenkörperchen noch replantiert werden. Die Replantation wird in unserem Hause im linken M. sternocleidomastoideus durchgeführt. Hierfür wird die Nebenschilddrüse mit dem Skalpell zerkleinert, der Muskel in seinem Faserverlauf kurzstreckig eröffnet und es wird eine kleine Tasche gebildet. Das kannst Du stumpf mit der Schere oder einem Overholt machen. In diese Tasche wird dann die zerkleinerte Nebenschilddrüse implantiert, die Tasche dann mit einem 3/0 nichtresorbier-baren Faden verschlossen.

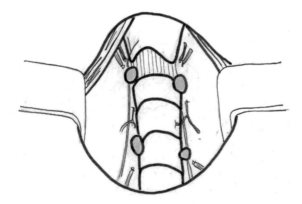

Die Blutstillung nach der Resektion hat penibel zu erfolgen. Bei der Verwendung der bipolaren Pinzette ist auf den Nervenverlauf zu achten. Der Abstand zum Nerv sollte nicht zu gering sein, auch weitergeleiteter Strom kann eine Irritation und Schädigung hervorrufen.

Etwaige venöse Blutungen lassen sich durch eine kurzzeitig verstärkte Überdruck-beatmung gut identifizieren und versorgen, wir achten noch zusätzlich auf einen Blut-druck von mindestens 140 mmHg systolisch. Ggf. muss der Anästhesist den Blutdruck dementsprechend anheben.

Die Einlage von Hämostyptika und Drainagen sind optional und werden in den Kliniken unterschiedlich gehandhabt. Wir verwenden häufig ein Hämotyptikum (z. B.

Tachosil®), Drainagen kommen nur bei großen Wundflächen oder anderen Besonderheiten, z. B. erhöhter Blutungsneigung bei Antikoagulation zum Einsatz.

Bei uns im Hause nutzen wir 10er Redons und leiten diese durch die gerade Halsmuskulatur am lateralen Wundrand aus, eine Fixierung erfolgt nur über das Pflaster.

2.5.9 Wundverschluss

Es erfolgt jetzt der schichtweise Wundverschluss. Die gerade Halsmuskulatur kannst du mit 5/0 Vicryl fortlaufend nähen. Achte auf die subfaszialen Venen, diese sind häufig sehr prominent und können durch die Naht angestochen werden.

Die subkutane Höhle wird mit NaCl gespült, dies ist bei uns im Hause so üblich, aber sicherlich optional. Der Hautverschluss erfolgt bei uns durch Vicryl-Rapid-4/0-Einzelknopfnähte. Wichtig ist es, das Platysma nicht auf dem Muskel zu fixieren, dies kann postoperativ zu schlechten kosmetischen Ergebnissen führen, alternativ beklagen die Patienten Schluckbeschwerden oder ein Ziehen an der Narbe.

2.6 Komplikationen

Die Schilddrüsenchirurgie ist bei sauber durchgeführter Operation in der Regel gut verträglich. Häufige postoperative Beschwerden sind Kopf- und Nackenschmerzen durch die Lagerung, Schluckbeschwerden und Wundschmerzen.

Die speziellen postoperativen Probleme beinhalten im Wesentlichen drei Punkte:

2.6.1 Postoperative Nachblutung

Die postoperative Nachblutung nach Schilddrüsenresektion ist eine seltene, aber lebensgefährliche Komplikation.

Durch das Abrutschen von Ligaturen oder dem unvollständigen Verschluss von Gefäßen kann es zu einer Nachblutung kommen. Diese ereignet sich in der Regel im Anschluss an die Extubation oder in den ersten 12–24 h. Aufgrund der begrenzten Platzverhältnisse im Operationsgebiet kann es schnell zu lebensbedrohlichen Druckverhältnissen im Hals kommen. Bei starker Schwellung und Luftnot ist eine sofortige Revision der Wunde indiziert, bei geringerer Ausprägung zumindest eine lückenlose Überwachung.

Aufgrund dieser Tatsache ist eine stationäre Überwachung nach Schilddrüsenresektion indiziert. Auch muss das Pflegepersonal entsprechend fortgebildet und instruiert werden. Utensilien zur notfallmäßigen Eröffnung der Wunde sollten jederzeit, z. B. als Notfalltasche, bereitliegen.

2.6.2   Hypokalziämie und Hypoparathyreoidismus

Die Hypokalziämie ist eine der häufigsten Komplikationen nach beidseitiger Schild-drüsenresektion. Eine klinische und laborchemische Kontrolle ist postoperativ obligat. Die symptomatische Hypokalziämie ist mittels Kalziumgabe zu behandeln. Die Hypokalziämie äußert sich häufig durch Kribbelparästhesien in den Händen, Füßen oder im Gesicht. Der Trousseau-Test liefert wie das Chvostek-Zeichen den klinischen Hin-weis auf das Vorliegen einer durch Kalziummangel bedingten Tetanie. In der Regel reicht die orale Kalziumsubstitution aus, bei schweren Symptomen oder Kalzium-abfall unter 1,9 mmol/l ist die i.v. Gabe über einen Perfusor indiziert. Sinnvoll ist die Bestimmung von ionisiertem Kalzium, der vom Eiweißblutspiegel unabhängig ist und ca. 50 % des Gesamtwertes ausmacht. Fällt der Wert des ionisiertes Kalziums unter 1,0 mmol/l, sollst du mit der Substitution beginnen.

In den meisten Fällen ist die Hypokalziämie vorübergehend, ggf. ist eine Kontrolle des iPTH sinnvoll. Bei sehr niedrigen Werten ist die Wahrscheinlichkeit eines dauer-haften Hypoparathyreoidismus erhöht, wohingegen Normalwerte, bzw. ein Abfall um weniger als 80 % zum präoperativen Wert einen Hypoparathyreoidismus ausschließen.

2.6.3   Recurrensparese

Die Verletzung des N. laryngeus recurrens mit nachfolgender Parese oder Minder-funktion ist die am meisten gefürchtete Komplikation, sowohl beim Patienten als auch für den/die Chirurg/in. Die Verletzung beider Seiten mit nachfolgendem Stillstand beider Stimmbänder muss um jeden Preis verhindert werden, da die Konsequenzen für die Patienten erheblich sind. Im schlimmsten Fall kann eine dauerhafte Versorgung mit einem Tracheostoma die Folge sein.

In der Literatur werden Pareseraten von 0–7 % für vorübergehende und von 0–11 % für dauerhafte Paresen angegeben. Die Pareseraten sinken mit der Erfahrung des OP-Teams. Zug am Nerv durch die luxierte Schilddrüse ist der häufigste Ver-letzungsmechanismus des Nervs, aber auch Manipulation mit der bipolaren Pinzette, unkontrollierte Blutstillung oder atypische Verläufe sind Risikofaktoren für eine Funktionsstörung.

Sollte intraoperativ der Verdacht auf eine Recurrensläsion bestehen, z. B. durch Verlust des Neuromonitorsignals, ist eine Operation der Gegenseite bis auf wenige Ausnahmen obsolet. Zunächst sollte in einem solchen Fall am wachen Patienten die Stimmbandbeweglichkeit überprüft werden, bei Bestätigung der Stimmbandlähmung ist zunächst in der Regel eine logopädische Therapie indiziert, die Operation der Gegenseite kann im Verlauf nach Erholung der Nervenfunktion komplettiert werden. Bei direkter Durchtrennung des Nervs kann eine mikrochirurgische Naht versucht werden, einige Studien zeigen diesbezüglich ansprechende Ergebnisse.

Literatur

Boudourakis LD, Wang TS, Roman SA, Desai R, Sosa JA (2009) Evolution of the surgeon-volume, patient-outcome relationship. Ann Surg 250(1):159

Caglià P, Puglisi S, Buffone A, Bianco SL, Okatyeva V, Veroux M, Cannizzaro MA (2017) Post-thyroidectomy hypoparathyroidism, what should we keep in mind? Ann Ital Chir 6:371–381

Kern KA (1993) Medicolegal analysis of errors in diagnosis and treatment of surgical endocrine disease. Surgery 114(6):1167

Lee YS, Nam KH, Chung WY, Chang HS, Park CS (2010) Postoperative complications of thyroid cancer in a single center experience. J Korean Med Sci 25(4):541. Epub Mar 19

Rosato L, Avenia N, Bernante P, De Palma M, Gulino G, Nasi PG, Pelizzo MR, Pezzullo L (2004) Complications of thyroid surgery: analysis of a multicentric study on 14,934 patients operated on in Italy over 5 years. World J Surg 28(3):271

Weiterführende Literatur

Yumoto E, Sanuki T, Kumai Y (2006) Immediate recurrent laryngeal nerve reconstruction and vocal outcome. Laryngoscope 116(9):1657. Surgeon at Work 187,3: 333–336, September 01, 1998

Zuckerkandl's tuberculum: an arrow pointing to the recurrent laryngeal nerve (constant anatomical landmark) Maria Rosa Pelizzo, MD; Antonio Toniato, MD; Giancarlo Gemo, MD

Thorakotomie

3

Chris-Henrik Wulfert und Christian Müller

Inhaltsverzeichnis

3.1 Präambel

Du hast zwei Möglichkeiten im Umgang mit dem Thorax als Allgemein- und Viszeral-chirurg. Entweder du gehst ihm dein Leben lang aus Angst vor Lungen, Herz und großen Gefäßen aus dem Weg und hoffst, dass du niemals mit einer intrathorakalen Not-fallsituation konfrontiert wirst, oder du beschäftigst dich einfach mal intensiv mit den Zugängen zur Brusthöhle sowie den lebensgefährlichen Situationen und Manövern,

C.-H. Wulfert
Klinik für Allgemein- und Viszeralchirurgie, Bundeswehrkrankenhaus, Hamburg, Deutschland
E-Mail: chrishenrikwulfert@bundeswehr.org

C. Müller
Klinik für Chirurgie, Wilhelmsburger Krankenhaus Groß-Sand, Hamburg, Deutschland
E-Mail: chrishenrikwulfert@bundeswehr.org

© Springer-Verlag GmbH Deutschland, ein Teil von Springer Nature 2023
L. Kasakov et al. (Hrsg.), *Allgemein- und viszeralchirurgische Eingriffe im 3. und 4. Jahr,* https://doi.org/10.1007/978-3-662-62502-6_3

die selten einmal notwendig werden können. Hierzu gehören z. B. die Versorgung von Blutungen aus Interkostalarterien, die jemand bei der Pleurapunktion aus Versehen verletzt hat, sowie Blutungen aus dem Lungenparenchym bei Stichverletzungen oder aus größeren Gefäßen beim Thoraxtrauma. Auch wenn 90 % der Thoraxtraumata nur eine Drainage benötigen, bleiben 10 %, bei denen du vielleicht die einzige Chance zum Überleben darstellst. Ist dein Ziel die Ösophaguschirurgie, wird die Thorakotomie dein ständiger Begleiter. Das Legen von Thoraxdrainagen bei Pneumothorax und Trauma sollte als Chirurg eine Standardprozedur für dich sein.

3.2   Instrumentarium

- Viele Instrumente, die auf Eurem Sieb zur Laparotomie liegen, eignen sich auch für thorakale Eingriffe und allemal zum Eröffnen der Brusthöhle. Zum Aufhalten des Zwischenrippenraumes existieren speziell konfektionierte Retraktoren mit wohlklingenden Eigennamen, wie z. B. Finocchietto und Gaubertz, oder einfach die von uns bevorzugten Collin-Sperrer mit austauschbaren Valven unterschiedlicher Größen, von denen zwei sehr schnell gegeneinander in die Thorakotomiewunde eingesetzt werden können.
- Das weitere Instrumentarium richtet sich nach der eigentlichen Indikation des Eingriffs. Im Speziellen seien hier atraumatische Gefäßklemmen nach DeBakey oder Satinsky, die Lungenfasszange nach Duval sowie der Lungenspatel nach Allison erwähnt.

3.3   Lagerung

Die Rückenlage mit Auslagerung beider Arme ist Standard für die Notfallthorakotomie mit anterolateralem Zugangsweg, Sternotomie oder Clamshell-Manöver.

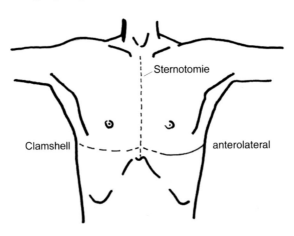

Für den seitlichen Zugang kann es hilfreich sein, die zu operierende Seite durch Unterpolsterung etwas anzuheben. Zum einfachen Legen einer Thoraxdrainage sollte der gleichseitige Arm hinter den Kopf gelegt werden. Für elektive Eingriffe an Lunge und Pleura bevorzugen wir die (Halb-)Seitenlagerung auf einer kurzen Vakuummatratze, die von Höhe Axilla bis in den Oberschenkelbereich reicht. Der Arm der Operationsseite wird auf einer am Kopfende befestigten tiefen Beinschiene nahezu parallel oberhalb des gegenseitigen Armes gelagert. Eine Dehnung des Plexus brachialis ist zu vermeiden. Der Oberkörper wird durch Absenken des Oberkörpers am OP-Tisch auf der zu operierenden Seite etwas aufgeklappt. Zwischen den Beinen sollten Polster oder Gelkissen platziert werden, um Dekubiti zu vermeiden. Zum Abschluss der Lagerung wird die Luft aus der Vakuummatratze abgesaugt und der Patient auf diese Weise fixiert.

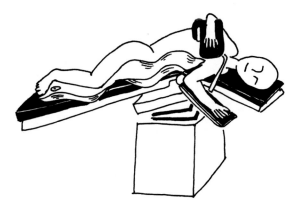

Zweihöhleneingriffe erfolgen in Schraubenlagerung, wobei der Oberkörper wie oben beschrieben in Halbseitenlage, das Becken aber nahezu horizontal liegt.

3.4 Vorbereitung

Wenn schon eine Thoraxdrainage einliegt, kann diese jetzt entfernt werden. Sollte eine relevante Luftfistel vorliegen, muss erst die Ventilation der zu operierenden Seite unterbrochen werden, bevor die Drainage gezogen wird. Sonst droht ein Spannungspneumothorax. Wasche den Thorax auf der Operationsseite von der Axilla bis auf Niveau des Nabels und vom Sternum bis an die Wirbelsäule ab. Beim Zweihöhleneingriff muss natürlich der Bauch, bei Eingriffen an der oberen Thoraxapertur evtl. der Hals mit abgewaschen werden. Nimm Kontakt zur Anästhesie auf, ob der Doppellumentubus richtig liegt.

Decke jetzt mit sterilen Tüchern ab. Lasse die Mamille frei oder klebe an ihrer Stelle eine Falte ins Tuch. Das erleichtert die räumliche Orientierung.

Die Schockraumthorakotomie erfordert schnelles Handeln unter Wahrung der Sterilität.

3.5   Hautschnitt

Die Inzision verläuft etwas oberhalb einer gedachten Verbindungslinie zwischen Skapulaspitze und Xiphoid ungefähr 3 QF (=Querfinger) unterhalb der Mamille des Mannes und bei der Frau in der Submammärfalte, idealerweise im 4. Interkostalraum. Dieser endet palpatorisch in Höhe des Übergangs vom mittleren zum unteren Sternumdrittel und bietet einen sehr guten Zugang zum Lungenhilus. Die anterolaterale Thorakotomie endet dorsal auf Höhe des M. latissimus dorsi. Die posterolaterale Inzision wird etwas unterhalb der Skapulaspitze nach dorsal und dann nach kranial bis an die Dornfortsätze der Wirbelsäule geführt. Beim thorakoabdominalen Trauma kann die Inzision ventral schließlich nach kaudal ins Abdomen geführt werden.

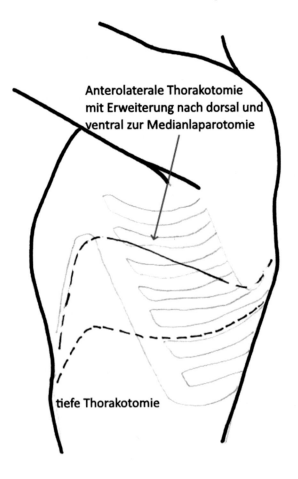

Anterolaterale Thorakotomie mit Erweiterung nach dorsal und ventral zur Medianlaparotomie

tiefe Thorakotomie

3.6 Eröffnung der Thoraxhöhle

Nach Durchtrennen der Haut und des Subkutangewebes erreichst du die Faszie, unter der sich die Mm. latissimus dorsi, serratus anterior und pectoralis major treffen. Je nachdem, ob du auf den 4., 5. oder 6. ICR zielst, musst du Teile dieser Muskelansätze am jeweiligen Rippenoberrand durchtrennen. Im dorsalalen Anteil der Inzision grenzt der M. latissimus dorsi an, der je nach gewünschter Exposition inzidiert oder erhalten werden kann. Er bedeckt meist den N. thoracicus longus, der den M. serratus anterior innerviert. Für den muskelsparenden Zugang können beide gut mit einem Langenbek-Haken nach dorsal gehebelt werden. Willst du die Thorakotomie nach dorsal erweitern, um das hintere Mediastinum zu erreichen, kommst du nach Durchtrennen des Latissimus unter Schonung des N. thoracicus longus schließlich an den M. trapezius, der ebenfalls teilweise durchtrennt werden kann.

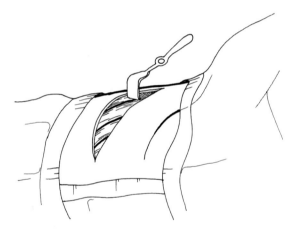

Anschließend inzidierst du die externe und interne Interkostalmuskulatur. Vom Thoraxraum trennt dich jetzt nur noch die Pleura. Diese sollte vorsichtig eröffnet werden, um eine noch mit Luft gefüllte Lunge nicht zu verletzen. Lasse diese vom Assistenten mit einem Stieltupfer beiseite halten und komplettiere den Zugang nach ventral und dorsal unter Ausnutzung des Schnittes. Neben dem Sternum verläuft die A. mammaria interna. Diese blutet heftig und sollte geschont oder bei Bedarf vor dem Durchtrennen ligiert werden. Sind die Rippen elastisch, kann auf eine Einkerbung der cranialen 4. Rippe verzichtet werden. Ist der knöcherne Thorax nicht flexibel, sollte die 4. Rippe parasternal durchtrennt werden, um eine ausreichende Zugangsöffnung für die Operation zu erreichen und ein Brechen der Rippen zu vermeiden. Setze jetzt einen oder zwei Rippensperrer ein, wobei die Valven mit einem Bauchtuch bedeckt werden können. Spreize behutsam, da an dieser Stelle gerne eine angrenzende Rippe bricht. Nun kann die eigentliche Operation beginnen.

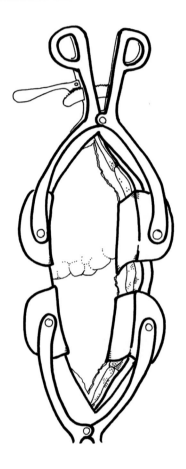

3.7   Drainage

Jede Thorakotomie sollte abschließend drainiert werden. Größere resezierende Eingriffe, Eingriffe an der Pleura, die starke Sekretion erwarten lassen, oder das Thoraxtrauma erhalten zwei Drainagen. Die hintere Drainage wird im dorsalen Recessus phrenico-costalis platziert und drainiert Sekret. Die ventrale Drainage wird mit der Spitze auf der Lungenvorderfläche zur oberen Thoraxapertur gelegt und drainiert Luft.

Die Drainagen werden kaudal der Inzision in die Thoraxhöhle gelegt. Nach Entfernen des Rippensperrers solltest du noch einmal prüfen, ob keine Blutungen aus den Wund-winkeln nach Entspannung des Gewebes resultieren. Setzte nun eine oder zwei kleine Inzisionen über den gewünschten Interkostalräumen. Dies kannst du unterstützen, indem du mit einer Hand von innen die Zwischenrippenräume tastest.

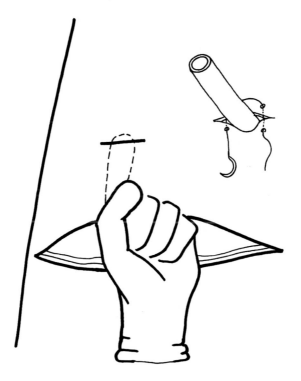

Wähle dabei einen möglichst weit kaudal liegenden Interkostalraum. Standard ist der 5. Intercostalraum. Mit einer langen gebogenen Klemme, die du durch die Drainage-inzision führst, wird das Konnektionsende einer 28-Ch.-Drainage gefasst und nach außen gezogen. Wir befestigen die Drainage durch eine U-Naht mit einem langen geflochtenen, nicht-resorbierbaren Faden (z. B. Terylene) der Stärke 0, dessen Enden mehrfach gegen-läufig, wie bei einer römischen Sandale, um den Schlauch gewickelt und abschließend geknotet werden.

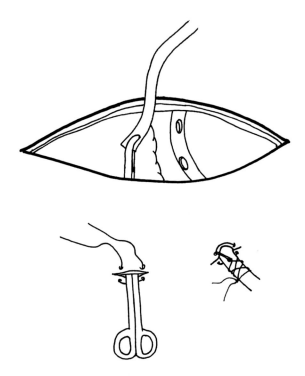

Durch diese Maßnahme kann die Wunde nach Abwickeln des Fadens und Ziehen der Drainage über das Festziehen der U-Naht direkt verschlossen werden. Alternativ kannst du aber auch einen nicht-geknoteten Faden als Vorbereitung des Drainagezugs vorlegen und mit einem weiteren die Drains fixieren. Zum Schluss werden die Drainagen mit einem Wasserschloss oder äquivalenter Vorrichtung verbunden.

3.8   Wundverschluss

Lasse die Lunge vor Verschluss einmal belüften, prüfe unter Wasser auf Parenchymlecks und schaue, ob sich alle Lappen korrekt entfalten.

Wie die Laparotomie wird auch die Thorakotomie mehrschichtig verschlossen. Die Rippen nähern wir mit perikostalen Nähten wieder etwas einander an, ohne mit Gewalt eine Überkorrektur zu erzeugen. Dazu nehmen wir einen resorbierbaren Faden (z. B. Vicryl) der Stärke 1 mit einer großen CTX-Nadel.

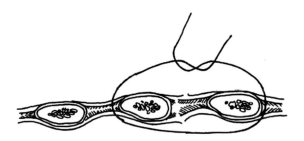

Einzelknopfnähte, die vorgelegt und abschließend geknüpft werden, führen genauso zum Erfolg wie eine fortlaufende Naht. Sollten bei der Operation Rippenfrakturen entstanden sein, können die Pericostalnähte als Z-Naht um die Frakturenden gelegt werden, um beim Knoten die Fraktur zu stabilisieren. Lasse Dir bei Einzelknopfnähten vom Assistenten jeweils die ventrale Naht zuziehen. So reduziert sich die Spannung, und du kannst mühelos von dorsal nach ventral die Fäden knoten. Die Lunge kann nun wieder belüftet werden. Vernähe nun fortlaufend Faszie und Muskulatur mit resorbierbaren Fäden der Stärke 0. Sollten M. latissimus oder M. trapezius durchtrennt sein, vernähe sie separat. Wir nähen das Subkutangewebe fortlaufend mit 3–0-Vicryl. Die Haut kann mit Klammern, Intrakutannaht oder Rückstichnähten verschlossen werden.

Literatur

Cubasch H, Degiannis E (2004) The deadly dozen of chest trauma. Continuing Medical Education 22(7):369–372. https://www.ajol.info/index.php/cme/article/view/43996/27512
Krettek C, Aschemann D (Hrsg.). (2006) Positioning Techniques in Surgical Applications: Thorax and Heart Surgery – Vascular Surgery – Visceral and Transplantation Surgery – Urology – Surgery to the Spinal Cord and Extremities – Arthroscopy – Pediatric Surgery – Navigation/ISO-C 3D. Springer Science & Business Media, Berlin
Hirshberg A, Mattox KL (2006) Top Knife: Kunst und Handwerk der Traumachirurgie. Springer, Wien, New York
Wells FC, Coonar AS (2018) Thoracic surgical techniques. Springer-Verlag, Berlin
Zeidler D, Weik L (2013) Thoraxoperationen. Springer-Verlag, Berlin

PEG-Anlage

4

Chris-Henrik Wulfert und Gunnar Loske

Inhaltsverzeichnis

4.1 Indikation

Die perkutane endoskopische Gastrostomie (PEG) ist die Methode der Wahl zur lang-fristigen enteralen Ernährung von Patienten mit Einschränkungen der oralen Nahrungs-aufnahme oder in palliativer Intention zur perkutanen Ableitung von Magensekreten bei

C.-H. Wulfert (✉)
Klinik für Allgemein- und Viszeralchirurgie, Bundeswehrkrankenhaus, Hamburg, Deutschland
E-Mail: chrishenrikwulfert@bundeswehr.org

G. Loske
Klinik für Allgemein-, Viszeral-, Thorax- und Gefäßchirurgie, Marienkrankenhaus, Hamburg, Deutschland
E-Mail: loske.chir@marienkrankenhaus.org

© Springer-Verlag GmbH Deutschland, ein Teil von Springer Nature 2023
L. Kasakov et al. (Hrsg.), *Allgemein- und viszeralchirurgische Eingriffe im 3. und 4. Jahr*, https://doi.org/10.1007/978-3-662-62502-6_4

Passagestörung des Darms. Die Vorteile in Bezug auf Krankenhausverweildauer, Kosten und Morbidität gegenüber einem chirurgischen Eingriff sind bestechend. Im Rahmen der neuen Weiterbildungsordnung erhält die flexible Endoskopie des Gastrointestinaltraktes für den Viszeralchirurgen eine größere Bedeutung, was uns dazu veranlasst, diesen endoskopischen Eingriff in das Curriculum mit aufzunehmen.

Wir stellen die PEG- Anlage in der Pull-Technik (Ponsky-Gauderer) sowie die Introducer-Technik (Russel) vor. Die Pull-Technik mit Fadendurchzug ist bei geringer Komplikationsrate die am weitesten verbreitete Methode. Die Introducer-Technik hat den Vorteil, dass gleichzeitig eine Gastropexie durchgeführt werden kann und die Magenwand dadurch mit einer endoskopisch assistierten Naht an der Bauchdecke fixiert wird.

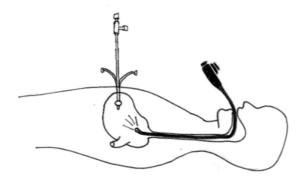

4.2   Instrumentarium

- Du benötigst natürlich ein flexibles Endoskop für die Gastroskopie mit dem entsprechenden Zubehör wie Monitor, Bildprozessor, Lichtquelle, Gasinsufflator (CO_2), Absaugung, sowie Kreislaufmonitoring zur Sedierung der Patienten.
- Lokalanästhetikum (LA).
- Kommerziell vorgefertigtes PEG-Kit, in dem üblicherweise alles notwendige Material vorhanden ist.
  1. Pull-Technik:
     PEG-Sonde mit Halteplatte, Kanüle, Zugfaden mit Schlinge.
  2. Introducer-Technik:
     PEG-Sonde mit Ballon, Introducer mit Peelaway-Funktion (wie bei Gefäßzugängen) und Gastropexiegerät.

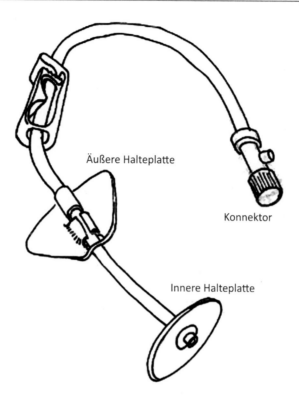

Äußere Halteplatte

Konnektor

Innere Halteplatte

4.3   Lagerung

Beginne die Endoskopie im Patientenbett in Linksseitenlage, da dadurch die Aspirations-
gefahr verringert wird. Der invasive Teil des Eingriffs erfolgt nach kompletter
Absaugung des Magens in Rückenlage.

4.4   Vorbereitung

Stelle sicher, dass eine Einwilligung zu diesem streng elektiven Eingriff vorliegt. Dies ist
bei der PEG-Anlage besonders wichtig, da viele der Patienten nicht einwilligungsfähig
sind, unter Betreuung stehen und die Methode ein nicht unerhebliches Komplikationsrisiko birgt. Prüfe die Anamnese auf Voroperationen, insbesondere solcher am Magen
und Oberbauch, gastroskopischen Vorbefunden, Hinweise auf einen Thoraxmagen,
Aszites, eine Ösophagusstenose, Tumor oder sonstige Hindernisse. Präoperative Vorbereitung mit Labor, Gerinnung und Pausieren einer (oralen) Antikoagulation sind
obligat.

Ihr macht die Anlage zu zweit, einer endoskopiert, der andere übernimmt den eher
chirurgischen Part. Die Anästhesie hält sich bei diesem Eingriff meist ganz weit an

der Seitenlinie, was bedeutet, dass Ihr die Sedierung des Patienten selbst mit dem entsprechend geschulten Endoskopiepersonal durchführt. Tatsächlich benötigt Ihr eine Assistenz für die Sedierung, eine für die Endoskopie und eine für den operativen Teil. Vergewissere dich der Nüchternheit des Patienten und etabliere vor Beginn das Kreislaufmonitoring. Eine periinterventionelle Antibiotikagabe mit z. B. einem 2.-Generationscephalosporin verringert das Risiko von infektiösen Komplikationen.

Das Abwaschen und Abdecken sollten wie bei einem abdominellen Eingriff erfolgen. Die gewünschte Insertionsstelle liegt im Epigastrium ungefähr zwischen Nabel und der Medioklavikularlinie unterhalb des linken Rippenbogens. Sie kann aber auch an anderer Stelle liegen. Wichtig ist es, dass bei der Gastroskopie eine sichere Diaphanoskopie (Durchscheinen des Lichtes des Endoskops durch die Bauchdecke) vorliegt, nur dann darf der Eingriff vorgenommen werden. **Bei fehlender Diaphanoskopie musst du den Eingriff abbrechen.** Dann kann eine PEG eventuell noch operativ angelegt werden. Der Monitor, auf dem das endoskopische Bild übertragen wird, ist so auszurichten, dass der Operateur und der Endoskopiker beide das Bild sehen können.

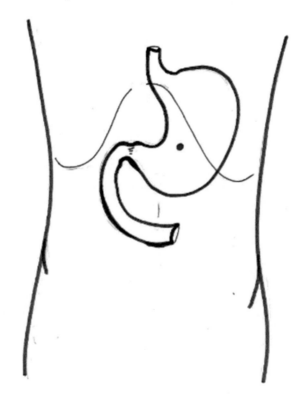

4.5   Endoskopie

Führe bei ausreichender Sedierung des Patienten das Endoskop oral ein. Achte auf Hindernisse, Tumoren und hochgradige Stenosen auf dem Weg in den Magen. Bei malignen Tumoren oder Stenosen des Ösophagus sollte auf die Durchzugsmethode verzichtet werden, um eine Tumorzellverschleppung am Eintrittsort der PEG zu verhindern und iatrogene Verletzungen des Ösophagus zu vermeiden. Dunkle den Raum ab und richte die Spitze des Endoskops nun auf die Vorderwand des Magenkorpus. Von außen muss ein Lichtpunkt durch die Bauchdecke zu sehen sein (Diaphanoskopie). Wenn man dort mit dem Finger hineindrückt, ist dies auf dem Monitor sichtbar. Ist keine Diaphanoskopie auslösbar, interponiert möglicherweise ein anders Organ zwischen Magen und Bauchdecke. In diesem Fall darfst du auf keinen Fall punktieren. Der Magen sollte maximal mit Gas gefüllt sein. Wir empfehlen CO_2, da immer etwas Gas bei der Punktion in die Bauchhöhle gelangen kann. Das CO_2 wird zügiger aus der Abdominalhöhle resorbiert als Raumluft wie auch bei der Laparoskopie.

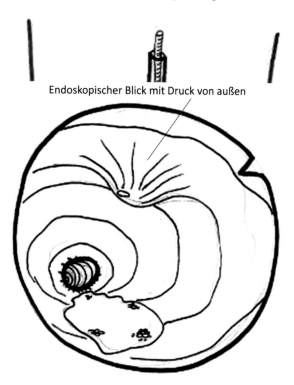

Endoskopischer Blick mit Druck von außen

4.6   Punktion

Infiltriere die Haut an der Diaphanoskopiestelle mit einigen Milliliter Lokalanästhetikum und führe die Kanüle anschließend probeweise in den Magen vor. Die Punktion des Magens erfolgt immer unter permanenter endoskopischer Sicht, wobei man darauf achten sollte, nicht mit der Kanüle das Endoskop zu treffen. Daher sollte mit der Optik immer etwas Abstand zur Wand gehalten und die Punktionsstelle peinlich genau im Bild gehalten werden. Dies ist eine sensible Phase des Eingriffs. Merke dir die Punktionsrichtung!.

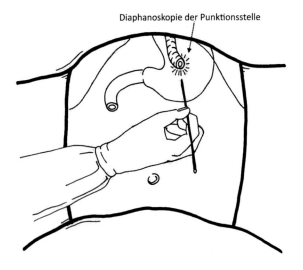

Diaphanoskopie der Punktionsstelle

4.7   Pull-Technik

Mache eine kleine oberflächliche Inzision der Haut. Nun werden die Punktionskanüle (hohler Stahlmandrin mit äußerlicher Kunststoffkanüle) vorsichtig in exakt gleicher Richtung wie bei der Probepunktion durch die Bauchdecke in den Magen eingeführt und der Stahlmandrin zurückgezogen. Der gesamte Eingriff wird permanent vom Endoskopiker von innen beobachtet und ist für den Operateur auf dem Monitor zu sehen. Der Endoskopiker ist sozusagen das Auge des Operateurs.

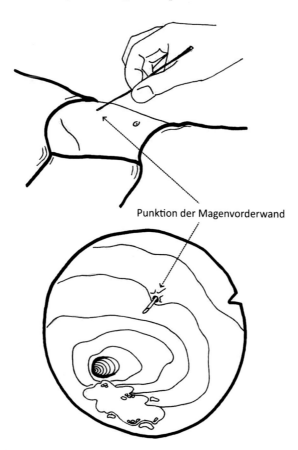

Punktion der Magenvorderwand

Über die liegende Kanüle wird vom Operateur der Zugfaden von außen mit einer Führungshilfe eingeführt und von innen vom Endoskopiker mit einer endoskopischen Zange oder Schlinge gefasst.

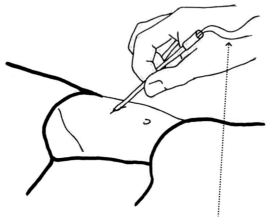

Einbringen und Fassen des Zugfadens
mit endoskopischer Schlinge

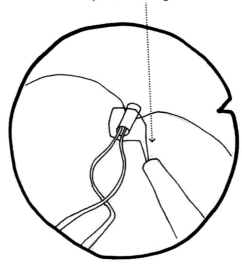

Das Gastroskop wird zusammen mit dem Zugfaden aus dem Mund gezogen. Der Faden
wird aus dem endoskopischen Greifinstrument gelöst. Jetzt wird er mit der PEG-Sonde
verbunden. Beim Zugfaden handelt es sich um einen Doppelfaden mit Schlaufe. Auch
am proximalen Ende der Ernährungssonde ist ein Faden mit Schlaufe befestigt. Beide
Schlaufen werden miteinander in einer Knotentechnik verbunden. Die Kanüle steht
noch immer im Magen! Dann zieht der Operateur an dem Zugfaden und mit diesem die
PEG-Sonde über den Mund in den Magen bis die spitz zulaufende Kunststoffspitze der
Ernährungssonde retour bis auf die Kunststoffkanüle stösst. Ziehe vorsichtig. Geringer
Widerstand kann in Höhe des oberen und unteren Ösophagussphinkters bei der Passage
der Halteplatte auftreten. Die Halteplatte ist aber weich und passt sich an. Fester Wider-

stand zeigt dem Operateur an, dass die Spitze der PEG Kontakt zur Kanüle bekommen hat. Jetzt wird die Kanüle gemeinsam mit der PEG-Sonde durch den Magen und die Bauchdecke gezogen. Hier muss etwas mehr Widerstand überwunden werden, denn die Spitze am proximalen Ende der Ernährungssonde dilatiert und perforiert Magenwand und Bauchdecke. Nachdem die Sonde durch die Bauchdecke gezogen wurde, spürt der Operateur wieder einen Widerstand, die Halteplatte hat dann den Kontakt zur Mageninnenseite bekommen. Auf der Sonde sind Maßangaben in cm angebracht. So kann man abschätzen, wie weit die Sonde schon durchgezogen wurde. Sie zieht schließlich die Magenwand an die Bauchdecke.

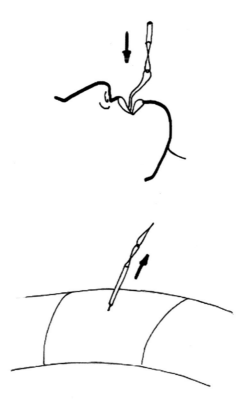

Führe nun das Endoskop wieder vor zur abschließenden Begutachtung der korrekten inneren Lage und zum Ausschluss einer Blutung oder anderen Verletzung. In der Zwischenzeit befestigt der Operateur die äußere Halteplatte und den Konnektor über dem PEG-Schlauch.

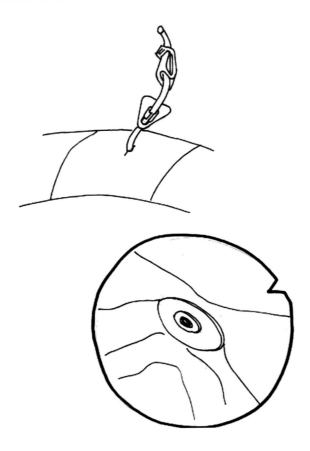

Über die äußere Halteplatte wird der Schlauch etwas unter Zug auf der Haut fixiert. Lege eine geschlitzte Kompresse als Hautschutz darunter.

4.8   Introducer-Technik

Bei der Introducer-Technik muss das Endoskop nur einmal vorgeschoben werden. Es können dünne nasale Endoskope (5 mm Durchmesser) bei stenosierenden Prozessen im Ösophagus eingesetzt werden. Die PEG-Sonde besteht hier aus einer Sonde, die anstelle einer festen Halteplatte mit einem aufblasbaren Ballon von innen blockiert wird, hier besteht ein gewisses Dislokationsrisiko. Der Magen wird mit einem speziellen Nahtinstrumment im Sinne einer Gastropexie an die Bauchwand genäht.

Auch hier ist die Diaphanoskopie ein Muss. Nach LA und Punktion wie zuvor beschrieben führst du an der Punktionsstelle ein Doppellumengastropexiegerät ein, mit dem über zwei Nähte die Magenvorderwand an der Bauchdecke fixiert werden kann. Dieses Manöver wird auch hier vom Endoskopiker permanent beobachtet und auf den Monitor übertragen. Mit diesem Gerät kann der Knüpffaden über eine sich im 90°-Winkel aufstellende Fadenschlinge im Magenlumen gefasst und als Naht wieder zurückgeführt werden. Außen wird der Faden angezogen und geknotet. Der Magen zieht sich an die vordere Bauchwand und wird hier durch die Nähte fixiert (Gastropexie).

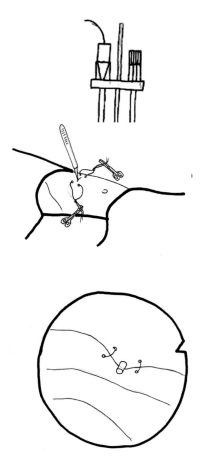

Es werden mindestens zwei gegenüberliegende Gastropexienähte gesetzt. Zwischen diesen Nähten soll die PEG-Sonde platziert werden. Lasse die Fäden nach dem Knoten lang und schneide sie noch nicht ab. Nachdem die Nähte gelegt wurden, erfolgt die Inzision zwischen den Nähten. Nun kannst du durch Zug an den Fäden die Bauchdecke anheben und unter Sicht punktieren. Es kann auch eine Probepunktion vorgenommen werden.

Nach Hautinzision erfolgt nun die Punktion mit dem Introducer.

Nach Zurückziehen des Mandrin kannst du jetzt die PEG-Ballonsonde vorschieben. Der Ballon wird mit sterilem Wasser geblockt, und der Peelaway-Introducer wird entfernt. Auch hier sollte die Halteplatte unter Spannung am Schlauch fixiert werden.

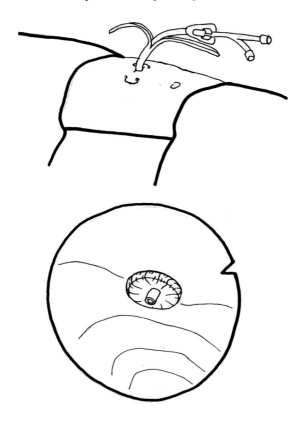

4.9   Nachbehandlung

Unmittelbar nach PEG-Anlage musst du die innere und äußere Halteplatte unter leichtem Zug für mindestens 24 h fixieren, damit die Serosa des Magens und das Peritoneum sicher verkleben können. Nach zwei Stunden sowie bei Beginn des Kostaufbaus solltest du den Abdominalbefund kontrollieren. 3 h nach Anlage kann die Zufuhr von klarer Flüssigkeit erfolgen, Sondenkost dann ab dem Folgetag. Beginne mit einer pumpengesteuerten kontinuierlichen Zufuhr von 20–25 ml/h, um innerhalb von 2–3 Tagen bis zur Deckung des Bedarfs zu steigern. Nach spätestens 48 h muss die PEG gelockert werden. Dazu erfolgt die Aufhebung des Zugs, Zurückziehen der äußeren Halteplatte auf der Sonde, um mehrere Zentimeter, Vorschieben des PEG-Schlauches unter Rotationsbewegung ca. 3 cm in das Magenlumen und Drehung um 360°. Anschließend wird die Sonde bis zu einem leichten Widerstand der inneren Platte an die ventrale Magenwand gezogen. Im Anschluss erfolgt die Fixierung der äußeren Halteplatte etwa 5 mm über der Bauchdecke. Diese Mobilisierung ist im Rahmen des Verbandswechsels bis zur Ausbildung eines festen Stomakanals nach ca. 8 Tagen täglich vorzunehmen, danach 2- bis 3-mal pro Woche. Anschließend Versorgung mit einer Y-Kompresse und trockenem Pflasterverband. Nach Benutzung ist die Sonde mit Kochsalzlösung freizuspülen. Bei der Nachsorge der Ballon-PEG erfolgt am nächsten Tag keine Lockerung der Halteplatte, die Intaktheit des Ballons (Aspiration der Ballonfüllung von 3 ml Aqua und Neuinstillation von 3 ml sterilem Aqua in den Ballon) wird aber überprüft. Dabei soll kein Zug auf die Sonde ausgeübt werden. Kann keine Flüssigkeit aspiriert werden, erfolgt umgehende Rücksprache mit dem Funktionstrakt, ggf. ist ein Katheterwechsel (via Seldinger) nötig. Dieser muss aufgrund der geringeren Lebensdauer der Ballon-PEG monatlich erfolgen, wenn zwischenzeitlich nicht auf eine PEG mit Halteplatte gewechselt werden kann.

Literatur

Bechtold ML et al (2008) Early versus delayed feeding after placement of a percutaneous endoscopic gastrostomy: a meta analysis. Gastroenterol 103(11):2919–2924

Block B, Schachschal G, Schmidt H (2005) PEG-Anlage: Prinzip, Indikationen, Kontraindikationen. In: Block B, Schachschal G, Schmidt H (Hrsg) Der Gastroskopie-Trainer. 2., aktual Aufl. Thieme, Stuttgart. https://doi.org/10.1055/b-002-35727

Bundesärztekammer, (Muster-)Weiterbildungsordnung (2018), S. 81. https://www.bundesaerztekammer.de/fileadmin/user_upload/BAEK/Themen/Aus-Fort-Weiterbildung/Weiterbildung/20220625_MWBO-2018.pdf

Chun HJ et al. (eds.) (2015) Therapeutic gastrointestinal endoscopy: a comprehensive atlas. Springer. https://doi.org/10.1007/978-3-642-55071-3_18

Gauderer MW, Ponsky JL, Izant RJ Jr (1980) Gastrostomy without laparotomy: a percutaneous endoscopic technique. J Pediatr Surg 15:872–875

Lee HS et al (2014) Usefulness of the introducer method for percutaneous endoscopic gastrostomy using ultrathin transnasal endoscopy. Surg Endosc 28:603–606

Rahnemai-Azar AA et al (2014) Percutaneous endoscopic gastrostomy: indications, technique, complications and management. World J Gastroenterol 28;20(24):7739–7751. https://doi.org/10.3748/wjg.v20.i24.7739. PMID: 24976711

Sharma VK, Howden CW (2000) Antibiotic prophylaxis before percutaneous endoscopic gastrostomy prevents infection and is cost saving. Gastrointest Endosc 51:3324

Gastroenterostomie

5

Jürgen Tepel

Inhaltsverzeichnis

Die Erstellung eines Übergangs vom Magen zum Dünndarm, entweder als Neuanlage oder als alternativer Passageweg – ist ein essenzieller Arbeitsschritt der organerhaltenden Magenchirurgie. Eine solche Operation kann aus verschiedenen Indikationen erfolgen. Hierzu gehören beispielsweise distale Magenresektionen benigner oder neoplastischer Erkrankungen und bariatrische Operationen. Eine besondere Situation stellt die gestörte gastroduodenale Passage (Magenentleerungsstörung) dar, die in der Regel eine palliative Therapiesituation kennzeichnet. Vorgestellt werden neben den Indikationen die detaillierten operationstechnischen Abläufe und Varianten, um eine komplikationsarme und funktionell günstige gastrojejunale Rekonstruktion zu erzielen.

J. Tepel (✉)
Klinik für Allgemein,- Viszeral- und Thoraxchirurgie, Klinikum Osnabrück, Osnabrück, Deutschland
E-Mail: juergen.tepel@klinikum-os.de

© Springer-Verlag GmbH Deutschland, ein Teil von Springer Nature 2023
L. Kasakov et al. (Hrsg.), *Allgemein- und viszeralchirurgische Eingriffe im 3. und 4. Jahr*, https://doi.org/10.1007/978-3-662-62502-6_5

5.1   Präambel

Die Grundlagen der Magenchirurgie wurden bereits im ausgehenden 19. Jahrhundert gelegt. Hieran waren sicher verschiedene Chirurgen (damals war Frauen der Zugang zum akademischen Arztberuf noch vollständig verwehrt) beteiligt, und nicht alle Beiträge bzw. Namen sind überliefert.

Soweit wir wissen, nahm ein Assistent von Theodor Billroth, nämlich Anton Wölfler, im Jahr 1881, wenige Monate nach Billroths erster distaler Magenresektion erstmals eine vordere Gastroenterostomie als Palliativoperation vor. Über die erste erfolgreiche hintere Gastroenterostomie wird von Hacker 1885 berichtet. Lauenstein entwickelte 1891 die Idee einer Kurzschlussverbindung zwischen der zu- und abführenden Schlinge, die Braun schließlich 1892 erfolgreich umsetzte. Roux stellte 1897 die Y-förmige Form einer Gastroenterostomie vor. Damit waren im ausgehenden 19. Jahrhundert die Grundlagen der offenen Magenchirurgie gelegt (Holle 1968).

5.2   Indikationen

Die Anlage einer Verbindung zwischen dem Magen und dem Dünndarm kann in verschiedenen Situationen angezeigt sein:

- Nach einer distalen Magenresektion ist die Wiederherstellung des gastrojejunalen Transportweges erforderlich.
- Eine Magenentleerungsstörung nach Vagotomie (z. B. iatrogen) soll behandelt werden, wenn eine Pyloroplastik nicht erfolgreich oder nicht möglich ist.
- Die Magenentleerung ist durch entzündliche Prozesse diverser Ursachen schwergradig beeinträchtigt (z. B. komplizierte Ulzera, Fisteln, Abszedierung).
- Bei Behinderung der gastroduodenalen Entleerung beispielsweise durch eine tumorbedingte Kompression soll eine alternative Passage vom Magen in den Dünndarm ermöglicht werden.

Die letztere Situation stellt in der Regel eine palliative Behandlungssituation dar. Eine Sondersituation stellen die Rekonstruktionsverfahren in der bariatrischen Chirurgie dar, wo ebenfalls nach Unterbrechung der physiologischen gastroduodenojejunalen Sequenz eine neue Verbindung vom kleinen Restmagen (Magenpouch) zum Dünndarm hergestellt werden muss. Im Folgenden beschränkt sich die Darstellung auf die o. g. Indikationsfelder. Bezüglich der Besonderheiten der Technik bei Adipositasoperationen sei auf Abhandlungen zur bariatrischen Chirurgie verwiesen.

5.3   Palliative Gastrojejunostomie

Die Anlage einer palliativen Gastroenterostomie kann indiziert sein, wenn einer im Krankheitsverlauf befürchteten Magenentleerungsstörung vorgebeugt oder eine bereits bestehende Passagestörung auf andere Weise nicht wirksam behandelt werden kann. Kontraindikationen können eine kritisch kurze Lebenserwartung, eine massive Peritonealkarzinose oder schwergradige Ernährungsstörungen mit Hypoalbuminämie sein. Gelegentlich wird bei einer explorativen Laparotomie zur Resektion eines Pankreaskopftumors (z.B. bei Pankreaskarzinom, periampullärem Karzinom, distalem Gallengangkarzinom) in palliativer Intention eine Gastrojejunostomie angelegt, wenn aufgrund intraoperativer Befunde (Peritonealkarzinose, Lebermetastasen, lokale Irresektabilität u. a.) eine radikale Resektion auch nach multimodaler Therapie („neoadjuvante" Radiochemotherapie) nicht mehr erwartet werden kann. Gegebenenfalls erfolgt die Anlage einer Gastrojejunostomie simultan mit einer biliodigestiven Anastomose (sog. Doppel-Bypass).

5.3.1   Rekonstruktionsverfahren

Grundsätzlich stehen mehrere Wege zur Anlage einer alternativen Magen-Darm-Passage zur Verfügung. Ein resezierendes Verfahren empfiehlt sich in der Regel nicht, da bei Blockade der transpylorischen Passage zum einen eine retrograde Entlastungsmöglichkeit über die neuangelegte Gastrojejunostomie hilfreich sein kann und zum anderen der Eingriff aufgrund seiner palliativ intendierten Funktion so einfach wie möglich gehalten werden sollte.

Es empfiehlt sich daher meistens eine Seit-zu-Seit-Anastomose in der tiefsten hierfür geeigneten Lokalisation. Hierdurch soll die Magenentleerung erleichtert werden. Die Anastomose kann im Prinzip gleichwertig an der Magenhinterwand oder an der Magenvorderwand angelegt werden (hintere und vordere Gastroenterostomie) (Abb. 5.1). Vergleichende Studien haben keine signifikanten Unterschiede bezüglich der Komplikationsrate und der Funktion berichtet (Umasankar et al. 2003).

Bei onkologischen Patienten müssen lokale Veränderungen wie beispielsweise peritoneale Metastasen oder die unmittelbare Nachbarschaft des irresektablen malignen Tumors bei der Wahl der Anastomosenplatzierung berücksichtigt werden.

Die verwendete proximale Jejunalschlinge kann entweder durch das Mesenterium des Colon transversum hindurch und damit retrokolisch oder auch antekolisch zum Magen geführt werden (Abb. 5.2).

Für die retrokolische (transmesokolische) Variante wurde als Vorteil angeführt, dass sie bezüglich der Ableitungsfunktion weniger durch den Füllungszustand des Querkolons beeinträchtigt sein könnte und den geraden Weg zum Magen darstelle. Sie ist allerdings mit dem Risiko belastet, dass der Durchzug durch das Mesenterium eine

Abb. 5.1 Hintere und vordere
Gastroenterostomie

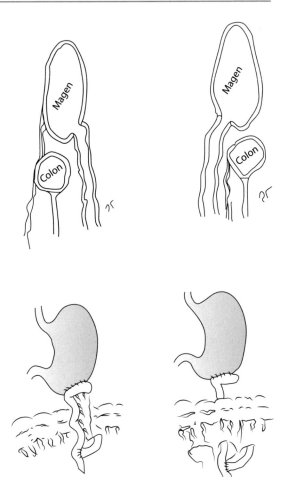

Abb. 5.2 Antekolische und
retrokolische Lage

Stenosierung verursachen kann, v.a. bei doppelläufigen Rekonstruktionen (s.u.). Darüber
hinaus wird das Jejunum bei der transmesokolischen Variante anatomisch häufig näher
zum passagebehindernden Tumor (beispielsweise im Pankreaskopf, u. U. mit Infiltration
der Mesenterialwurzel) geführt, was eine Kompromittierung der entlastenden Funktion
bei weiterem Tumorprogress bedeuten kann.

Die ursprünglich formulierten Bedenken gegenüber der einfach antekolisch zum
Magen geführten Jejunumschlinge haben sich in der Erfahrung langjähriger Anwendung
nicht bestätigt. Die ventral geführte Jejunumschlinge ist offenbar in ihrer magenent-
lastenden Transportfunktion nicht wesentlich beeinträchtigt, wenn die Anastomose ausreichend weit angelegt und der transpylorische Passagewiderstand ausreichend hoch
geworden ist.

Zwei weitere Möglichkeiten ergeben sich bei der Wahl, ob die Kontinuität des Jejunums erhalten werden oder unterbrochen werden soll: die Schlaufen- (Loop-)Gastroenterostomie oder die Rekonstruktion nach Roux-Y (Debas 1994).

Der zunächst einfachere Weg besteht darin, einfach eine Jejunumschlaufe antekolisch zum Magen hochzuführen und eine Seit-zu-Seit-Anastomose anzulegen. Man bezeichnet dieses Verfahren auch als sog. Loop-Gastroenterostomie, analog zum Rekonstruktionsverfahren nach Billroth II mit einer isoperistaltischen oder anisoperistaltischen Variante (Abb. 5.3).

Der Vorteil dieser Vorgehensweise liegt zunächst darin, dass am Jejunum keine Durchtrennung und Rekonstruktion vorgenommen werden muss, und folgt damit der Überlegung, in der Palliativsituation das einfachste Verfahren zu wählen. Es sollte allerdings ca. 40 cm oral bzw. aboral der Gastrojejunostomie eine Verbindung zwischen den beiden Jejunumschlingen im Sinne einer Seit-zu-Seit Anastomose (sog. Braun'sche Fußpunktanastomose) angelegt werden, um einen Rückfluss von Galle in den Magen zu verhindern (sog. Gallereflux) (Abb. 5.3).

Dieser kann für die Patienten, vor allem bei behinderter Dünndarmpassage, sehr belastend sein. Es mag als nachteilig bei der Loop-Gastroenterostomie betrachtet werden, dass die zum Magen geführte orale Jejunumschlinge bei Kurzschluss durch die Braun'sche Fußpunktanastomose eigentlich funktionslos und damit quasi vergeudet ist.

Alternativ kann die Rekonstruktion nach Roux-Y gewählt werden. Dabei wird das proximale Jejunum nach Schlitzung des Mesenteriums an einer geeigneten Stelle, ggf. auch ohne Durchtrennung einer Gefäßarkade, abgesetzt. Die aborale Schlinge wird dann blind verschlossen (beispielsweise mit einem linearen Klammernahtgerät), zum Magen antekolisch hochgeführt und dort die Seit-zu-Seit-Anastomose angelegt. Etwa 40 cm aboral dieser Verbindung wird dann die orale Jejunumschlinge als terminolaterale Jejunojejunostomie (End-zu-Seit-Anastomose) angeschlossen. Der Aufwand dieser, oft

Abb. 5.3 Isoperistaltische und anisoperistaltische Varianten einer Loop-Gastroenterostomie

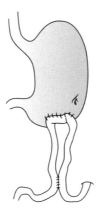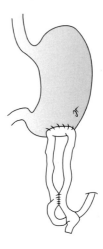

auch in Anlehnung an die Braun'sche Anastomose als Fußpunktanatomose bezeichneten Rekonstruktion unterscheidet sich nicht wesentlich von einer Seit-zu-Seit-Anastomose. Damit folgt auch die Roux-Y-Rekonstruktion dem Gebot der Einfachheit in einer palliativen Therapiesituation und wird daher von uns gegenüber der Loop-Gastroenterostomie in der Regel bevorzugt (Abb. 5.4).

Bei der Anlage der terminolateralen Jejunojejunostomie (Fußpunktanastomose) entsteht ein Mesenterialschlitz, welcher durch vorsichtige (keine Gefäßverletzungen bzw. -verschlüsse) Einzelnähte geschlossen werden sollte, um das Hindurchtreten von Darmschlingen und damit eine „innere" Herniation zu vermeiden.

Neben der offenchirurgischen Anlage einer Gastroenterostomie in der beschriebenen Weise über eine Laparotomie ist diese grundsätzlich auch genauso laparoskopisch möglich. Je nach Verfügbarkeit, Kostenbetrachtung (Material, Zeit) und operativen Fertigkeiten können dabei die Anastomosen sowohl mit Klammernahtgeräten (in der Regel Linearstapler) oder mittels laparoskopischer Nahtverfahren (hier sind selbstsichernde, den Rückzug blockierende Nähte wie beispielsweise V-Loc™ oder STATAFIX™ hilfreich) gefertigt werden.

Abb. 5.4 Rekonstruktion nach Roux-Y

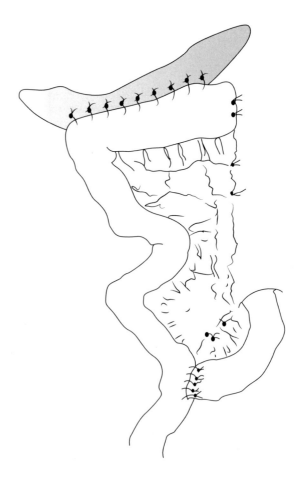

5.3.2 Nahttechnik

Auch bei der Gastroenterostomie in palliativer Indikation gelten die allgemeingültigen Überlegungen zur Nahttechnik am Magen-Darm-Trakt. Die Naht der Tunica mucosae trägt nicht zur Festigkeit oder Dichtigkeit der Anastomose bei. Es ist vor allem wichtig zu verhindern, dass Anteile der Mukosa in der Naht interponieren und damit eine präformierte Fistel bilden. Daneben ist eine sichere Blutstillung an der Mukosa erforderlich, um keine zunächst „okkulten", u. U. sehr aufwendig zu behandelnden intraluminalen Blutungen zu riskieren. Am Magen ist die Mukosa vergleichsweise mächtig mit einer deutlichen Lamina muscularis mucosae und sehr gut durchblutet. Die Festigkeit der Anastomosennaht resultiert aus der Erfassung der Tunica muscularis, welche unterhalb der Tela submucosa beginnt. Sie wird sicher gefasst, wenn mit jedem Stich das Prinzip der extramukösen Naht beachtet wird. Die Dichtigkeit schließlich resultiert aus dem abdeckenden Verschluss der Serosa. Diese Überlegungen und die Einführung moderner resorbierbarer monofiler Nahtmaterialien haben bereits im Verlauf der 1980er-Jahre zum heute weitgehend akzeptierten Konzept der einschichtigen Anastomosennahttechnik am Gastrointestinaltrakt beigetragen, die auf eine Mukosanaht verzichtet (Schweizer et al. 1992).

Zunächst werden die Anastomosenpartner, also die gewählten Segmente des Jejunums und des Magens, nebeneinander gelegt, und das Omentum majus wird für eine hintere Gastroenterostomie vom Querkolon abpräpariert und nach kranial geschlagen (Abb. 5.5a, b).

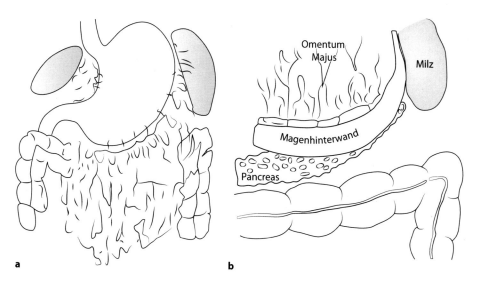

Abb. 5.5 Freilegung der Magenhinterwand

Zur Vereinfachung der Anastomosenanlage bewährt es sich, zunächst die Hinterwand mit seromuskulären Einzelnähten zu fertigen. Hierdurch liegen die beiden Organsegmente einander bündig an, wodurch die weitere Anastomosenfertigung erleichtert wird (Abb. 5.6).

Die Länge der seromuskulären Naht beträgt nach Möglichkeit 6–8 cm. Es muss sorgfältig darauf geachtet werden, dass relevante peritoneale Metastasen nicht im unmittelbaren Anastomosenbereich liegen, da hierdurch ein erhebliches Risiko für eine Nahtinsuffizienz entsteht. Die Nähte werden am Jejunum in der Nähe der Mesenterialkante an der Hinterwand, jedoch ohne die Durchblutung zu kompromittieren, platziert. Die Einzelnahttechnik (im Gegensatz zur durchaus möglichen fortlaufenden Naht) minimiert das Risiko einer nahtbedingten Ischämie. Wir empfehlen hierfür einen geflochtenen resorbierbaren Faden der Stärke 3/0. Der erste und der letzte Faden werden zunächst lang gelassen und angeklemmt.

Nun werden im Abstand von etwa 5–7 mm an der Magenwand und antimesenterial am Jejunum mit dem Elektrokauter Inzisionen zur Eröffnung des Magen- und Darmlumens vorgenommen. Die Inzisionen sind etwa einen knappen cm kürzer als die seromuskuläre Nahtreihe (Abb. 5.7).

Auf der zum Operierenden abgewandten Seite beginnt nun die zweite Nahtreihe der Anastomosenhinterwand (Abb. 5.8).

Es wird beispielsweise am Jejunum von außen nach innen und am Magen von innen nach außen gestochen und der Faden dann hinter dem noch lang gelassenen ersten Faden der seromuskulären Hinterwandnaht geknüpft. Die Stichrichtung kann analog auch umgekehrt gewählt werden. Der Fadenüberstand wird angeklemmt. Nun wird am Magen von außen in das Lumen eingestochen und in der Folge die Hinterwand fortlaufend allschichtig vom Jejunum zum Magen genäht. An dem Anastomosenwinkel angekommen, welcher dem Operierenden zugewandt ist, wird durch die Jejunalwand ausgestochen und der Faden zunächst angeklemmt. Die Hinterwand der Anastomose ist jetzt fertiggestellt.

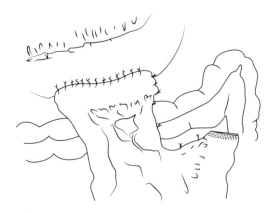

Abb. 5.6 Anastomosenhinterwand angefertigt

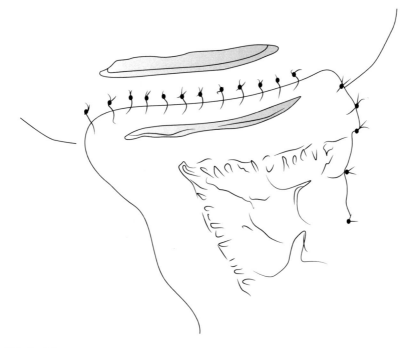

Abb. 5.7 Inzisionen am Dünndarm und Magen

Abb. 5.8 Zweite Nahtreihe
Hinterwand

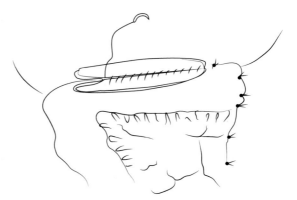

In vielen Fällen ist es hilfreich, für eine zwischenzeitliche enterale Ernährung und für eine gleichzeitige Entlastung des Magens jetzt eine transnasale Mehrkanalsonde einzulegen. Am besten eignet sich hierfür eine sogenannte Trilumensonde. Bei dieser ist eine Lumenöffnung im Jejunum zu platzieren; diese dient dann der Ernährung. Zwei Öffnungen im Magen ermöglichen über Sekretabfluss und Luftzufuhr die Entlastung desselben. Wenn eine längerfristige enterale Ernährung über Sondenapplikation ermöglicht werden soll, empfiehlt es sich, eine transkutane Jejunalsonde in das Jejunum aboral der geplanten Anastomosen über einen modifizierten Witzel-Kanal einzulegen, da die transnasal geführte Trilumensonde selten mehr als drei bis vier Tage toleriert wird.

Die Vorderwandnaht wird nun wieder von dem aus Sicht des Operierenden abgewandten Winkel begonnen. Sie folgt dem Prinzip der fortlaufend extramukösen Naht (Abb. 5.9). Hierzu wird am Magen beginnend von außen nach submukös eingestochen und am Jejunum von submukös nach außen ausgestochen (auch die umgekehrte Stichrichtung ist möglich).

Nach dem Knüpfen der Fäden folgt in der Stichrichtung vom Jejunum zum Magen die Anlage der gesamten Vorderwandnaht. Der Ausstich an dem aus Sicht des Operierenden zugewandten Winkel der Anastomose geschieht auf der Magenseite. Nun werden der Faden der allschichtigen Hinterwandnaht und der Vorderwandnahtfaden miteinander geknüpft. Diese Nahtreihe kann durch eine zweite Nahtreihe mit seromuskulären Einzelnähten verstärkt bzw. mit dieser können Unebenheiten ausgeglichen werden. Es muss darauf geachtet werden, dass diese zweite Nahtreihe weder zu einer relevanten Stenosierung der Anastomose noch zu einer Beeinträchtigung der Durchblutung der ersten Nahtreihe führt. Hierfür muss ein Abstand zur ersten Nahtreihe von mindestens etwa 5 mm eingehalten werden (Abb. 5.10).

Makroskopisch und palpatorisch werden abschließend die ausreichende Weite (Anastomosenquerschnitt), die Dichtigkeit und die Durchblutung festgestellt. Im Zweifel ist es ratsam, keinen Kompromiss einzugehen, die Anastomose aufzulösen und neu anzulegen, wenn eine realistische Aussicht besteht, diese in besserer Qualität anzulegen. Die Wahrscheinlichkeit, dass die gewünschte Funktion (Magenentlastung) erreicht und Komplikationen (Insuffizienz) vermieden werden, kann dadurch gesteigert werden. Dies ist für alle Patientinnen und Patienten, insbesondere für jene in palliativer Behandlung, von größter Bedeutung.

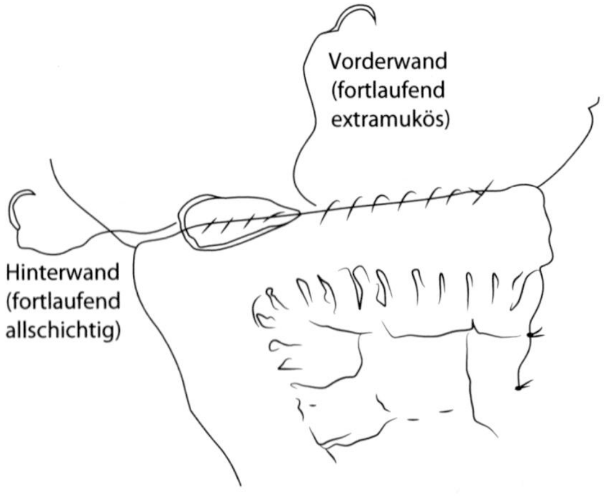

Abb. 5.9 Fortlaufende Naht der Vorderwand

Vorderwand
(fortlaufend
extramukös)

Hinterwand
(fortlaufend
allschichtig)

Abb. 5.10 Eine optionale
zweite Nahtreihe Vorderwand

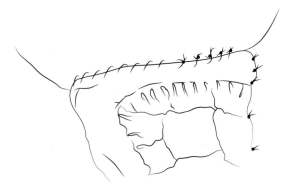

Es gibt Hinweise, dass in etwa 20% der Fälle eine verzögerte Magenentleerung nach Anlage einer Gastroenterostomie auftritt. Dieses Phänomen wurde mit der longitudinalen Inzision des Jejunums in Verbindung gebracht. Schon 1905 wiesen Canon und Blake hierauf hin und stellten einen Zusammenhang mit der zirkulären Muskulatur her (Cannon und Blake 1905). Auch eine andere denkbare Ursache scheint nahezuliegen: Bei Distension des Magens (postoperative Atonie) kann sich im Anastomosenbereich hierbei durch Streckung in der Längsachse des Darms eine Verengung des Anastomosenquerschnitts im Sinne eines schlitzförmigen Ventils entwickeln (Abb. 5.11).

Bereits 1928 hat Moise daher eine quere Inzision des Jejunums zur Anlage einer Gastroenterostomie (sog. Cross-Section-Gastroenterostomie) vorgeschlagen (Moise 1928). Es gibt Hinweise, dass diese Technik, gerade in palliativer Therapieindikation, zu einer Verringerung der Magenentleerungsstörung beitragen kann (Horstmann et al. 2001). Sie sollte daher als Alternative bekannt sein und ggf. Verwendung finden (Abb. 5.12).

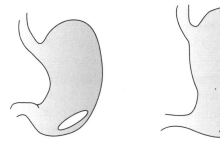

Abb. 5.11 Anastomosenventil

Abb. 5.12 Klassische Seit-
zu-Seit Gastroenterostomie
(links) und Cross-Section-
Gastroenterostomie (rechts)

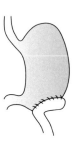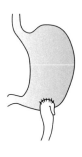

Als Variante kann die Seit-zu-Seit-Gastrojejunostomie auch unter Zuhilfenahme eines linearen Klammernahtgerätes gefertigt werden. Vielfach wird für den sogenannten Linearstapler der Begriff GIA (von „gastrointestinale Anastomose") als Synonym verwendet (Weil 1982). Die Technik lehnt sich an die oben beschriebene Vorgehensweise an. Nach der seromuskulären ersten Einzelnahtreihe wird anstelle der langstreckigen Inzision an Magenwand und Jejunalwand nur jeweils eine kleine Inzision vorgenommen, über die dann das Klammernahtgerät mit jeweils einem Steg in die Lumina eingeführt wird. Nach Auslösen des Gerätes sind dann beide Organwände miteinander verklammert, und zwischen beiden Klammernahtreihen hat ein Skalpell die Transsektion vorgenommen. Es bleibt dann noch die seromuskuläre Einzelnahtsicherung vor der an der Vorderwand befindlichen Klammernaht bzw. der Nahtverschluss des noch resultierenden Inzisionsdefektes, über welchen das lineare Klammernahtgerät eingeführt worden ist.

5.4   Gastroenterostomie nach distaler Magenresektion

Die Technik einer Gastroenterostomie nach distaler Magenresektion (2/3-Magenresektion oder subtotale Magenresektion) unterscheidet sich nicht wesentlich von der oben dargestellten Anlage einer Gastroenterostomie unter komplettem Magenerhalt. Distale Magenresektionen können bei benignen Erkrankungen (z. B. beim komplizierten peptischen Ulkus) oder auch bei neoplastischen Erkrankungen indiziert sein (dann oft als 4/5- oder subtotale Magenresektion). Bei der distalen Magenresektion ist darauf zu achten, dass die in der Regel mit einem linearen Klammernahtgerät vorgenommene Absetzung des Magens so erfolgt, dass die Absetzungsebene an der kleinen Kurvatur nach oral ansteigt. Hierdurch wird sichergestellt, dass der Anschluss des Jejunums an der Absetzungsebene, welche an die große Magenkurvatur angrenzt, tatsächlich am tiefsten Punkt des Magens erfolgt und somit nicht einer unvollständigen Entleerung des Magens Vorschub geleistet wird. Diese Gefahr besteht immer dann, wenn eine muldenförmige Sohle am Restmagen durch eine zu weit oral angesetzte Anastomose entsteht.

Die Klammernaht an der kleinen Kurvatur übernähen wir seromuskulär mit einem geflochtenen Faden der Stärke 3/0. Hiernach wird die laterolaterale Gastrojejunostomie (Seit-zu-Seit) analog zur oben dargestellten Vorgehensweise gefertigt. Als Besonderheit ist darauf zu achten, dass die (bereits übernähte) von der kleinen Kurvatur ausgehende Klammernaht auf den Anastomosenwinkel, welcher auf den Operierenden zuweist, zuläuft. Hier muss durch sehr akkurate Stichtechnik und Verteilung der Nadelperforationen darauf geachtet werden, dass keiner Undichtigkeit Vorschub geleistet wird. Im chirurgischen Jargon ist daher oft auch von einer sog. „Jammerecke" die Rede, so wie etwa bei dem Zusammenstoß von zirkulärer und linearer Klammernaht bei sog. „Double-Stapling"-Anastomosen. Im Unterschied zur palliativen Gastroenterostomie mit Magenerhalt hat die transmesokolische Führung der anastomosentragenden Jejunumschlinge bei der distalen Magenresektion manchmal Vorteile gegenüber einer antekolischen Lage. Die Distanz zum Restmagen ist länger, sodass der gerade Weg der Schlinge bei gleicher Distanz eine geringere Mesenterialstrecke erfordert, was einer unbeeinträchtigten Durchblutung an der Darmkante zugutekommt.

Literatur

Holle F (1968) Spezielle Magenchirurgie. Springer Verlag, Berlin

Umasankar A, Kate V, Ananthakrishnan N, Smile SR, Jagdish S, Srinivasan K (2003) Anterior or Posterior Gastro Jejunostomy With Truncal Vagotomy for Duodenal Ulcer – Are They Functionally Different? Tropical Gastroenterology 24(4):202–204

Debas HT (1994) Gastroenterostomy. In: Jamieson GG, Debas HT (Hrsg) Surgery of the upper gastrointestinal tract. Springer, Boston

Schweizer WP, Striffeler H, Gertsch P, Blumgart LH (1992) Gastro-Intestinal anastomosis with continuous Single-layer suture versus two layers: a prospective randomized study. In: Givel JC, Oates GD, Thomson JPS (Hrsg) Updates in Colo-Proctology. Springer, Berlin, Heidelberg

Cannon WB, Blake JB (1905) Gastro-enterostomy and pyloroplasty. Ann Surg 41:686–693

Moise TS (1928) Gastro-enterostomy with a transverse jejunal incision. Surg Gynecol Obstet 47:383–392

Horstmann O, Kley CW, Post S, Becker H (2001) 'Cross-section gastroenterostomy' in patients with irresectable periampullary carcinoma. HPB 3(2):157–163

Weil PH (1982) Nahtapparate in der Chirurgie. Acta Chirurgica Austriaca 14:83–90

Offene Versorgung perforierter Magen- und Duodenalulzera

6

Christian von Schassen

Inhaltsverzeichnis

6.1 Präambel

Die Perforation im oberen Gastrointestinaltrakt bleibt trotz rückläufiger Inzidenz im Zeitalter von Protonenpumpeninhibitoren ein relevantes Krankheitsbild mit hoher Morbidität und Mortalität, weshalb die herausfordernde Therapie zum Grundwerkzeug in der Chirurgie gehört. Peptische Ulkusperforationen finden sich am Magen und am Duodenum – am Duodenum ca. 3- bis 4-mal häufiger als am Magen. Ursachen einer Ulkusperforation sind meist benigne Erkrankungen (Abusus nicht-steroidaler Antiphlogistika, Einnahme von Glukokortikoiden, Nikotin- und Alkoholabusus, Besiedelung mit Helicobacter pylori). Pathophysiologisch spielt sich in den ersten Stunden nach der Perforation v. a. eine chemische Peritonitis ab, welche durch den Magen- und Duodenalsaft in der Bauchhöhle ausgelöst wird. Nach einigen Stunden kommt es zu einer bakteriellen Kontamination, gefolgt von einer Mykose des Peritoneums (meist Candida subspecies).

C. von Schassen (✉)
Klinik für Allgemein- und Viszeralchirurgie, Bundeswehrkrankenhaus, Hamburg, Deutschland
E-Mail: christianvonschassen@bundeswehr.org

© Springer-Verlag GmbH Deutschland, ein Teil von Springer Nature 2023
L. Kasakov et al. (Hrsg.), *Allgemein- und viszeralchirurgische Eingriffe im 3. und 4. Jahr,* https://doi.org/10.1007/978-3-662-62502-6_6

Die Perforation eines malignen Tumors im oberen Gastrointestinaltrakt erfordert ein differenziertes Vorgehen. Hier muss entschieden werden, ob z. B. eine primäre R0-Resektion angestrebt werden kann bzw. muss (Schwab et al. 2019). Dies soll allerdings nicht der Betrachtungswinkel dieses Buchkapitels sein. Vielmehr soll dir hier der Weg zum Verschluss der Perforation und zur Peritonitisbeherrschung gezeigt werden. Ebenfalls soll hier nicht die Möglichkeit einer laparoskopischen Therapie tiefergehend diskutiert werden. Sicherlich stellt die Laparoskopie eine gute und schonende Alternative dar (Siow et al. 2018), jedoch geben auch erfahrene Autoren weiterhin keine generelle Empfehlung zur laparoskopischen Therapie, insbesondere nicht beim perforierten Ulcus ventriculi (Carus 2013).

6.2   Indikation und Operationsvorbereitungen

Meistens findest du deinen Patienten in der Notaufnahme deines Krankenhauses. Er beschreibt einen sehr plötzlich einsetzenden epigastrischen Schmerz (meist kann ein Zeitpunkt der Schmerzexazerbation – also Perforation – benannt werden). Nachfolgend hat sich der Schmerz in das gesamte Abdomen ausgebreitet. Das nun vorliegende akute Abdomen mit Peritonismus und Abwehrspannung aller Quadranten zwingen dich zu sofortiger weiterer Diagnostik. Zu Anamnese und körperlicher Untersuchung gehören eine Sonographie (Suche nach freier Flüssigkeit) und eine Blutuntersuchung. Häufig wirst Du eine CT des Abdomens durchführen lassen, falls nicht schon durch die Sonographie freie Luft bewiesen ist. Allerdings kann auch dann die CT zur genaueren Detektion der Perforation bei der Planung des operativen Zugangsweges sehr hilfreich sein.

Alternativ kann es auch sein, dass du deinen Patienten in der Endoskopie deines Krankenhauses antriffst und dir endoskopisch die Perforation demonstriert wird.

Bereits beim ersten Verdacht auf eine freie Perforation sollten eine suffiziente Analgesie und intravenöse Flüssigkeitssubstitution gestartet werden, auch der Beginn einer i. v. Antibiotikatherapie sollte frühestmöglich erfolgen.

Hinweis: Die oben beschriebene Symptomatik kann je nach Perforationslokalisation variieren bzw. abgeschwächt sein. Eine Perforation an der Magenhinterwand löst eher eine lokale epigastrische Symptomatik aus. Die Entwicklung des akuten Abdomens verzögert sich hier durch die Kompartimentierung der austretenden Verdauungssekrete teilweise erheblich und kann sich durch Begleitsymptomatik maskieren, wie zum Beispiel durch die klinischen Zeichen einer Pankreatitis.

6.3   Instrumentarium und Lagerung

In deinem Krankenhaus gibt es ein Standardabdomensieb für offene abdominalchirurgische Eingriffe. Dieses Sieb inklusive eines Saugers ist ausreichend – spezielles Instrumentarium ist für den Eingriff nicht erforderlich. Ein Retraktorsystem zum Offenhalten des Situs ist sehr hilfreich, insbesondere wenn kein 2. Assistent zur Verfügung steht. Der Autor dieses Kapitels favorisiert hierfür flexible 360°-Wundschutzretraktoren, welche in verschiedenen Größen verfügbar sind.

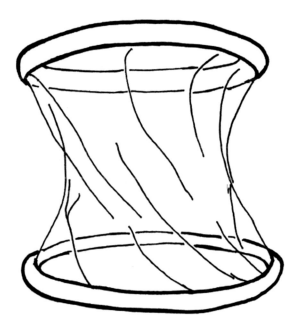

Der Patient wird auf dem Rücken gelagert, es sollten Unterpolsterungsmaßnahmen zum Schutz druckgefährdeter Körperstellen sorgfältig von dir durchgeführt und überprüft werden. Falls kein 2. Assistent zur Verfügung steht, können beide Arme ausgelagert werden, sodass sie der Anästhesie für venöse und arterielle Zugänge zur Verfügung stehen. Steht ein 2. Assistent zur Verfügung, kann die Anlagerung des rechten Armes an den Körper auf dieser Seite Platz und damit Komfort für das OP-Team erzeugen (sofern der rechte Arm nicht zwingend vonseiten der Anästhesie benötigt wird). Der Patient sollte so gelagert werden, dass sich sein Oberbauch etwa in Höhe des OP-Tischgelenks projiziert, dies ermöglicht das intraoperative „Aufklappen" des Patienten zur besseren Exposition des Oberbauchs bei Bedarf.

Decke das Abdomen nach dem Abwaschen großzügig ab, um für eine Eingriffs-erweiterung gewappnet zu sein. Diese wird durch Kleben der Tücher von der Symphyse bis kranial des Xiphoids und beidseits bis weit in die Flanken gewährleistet. Du startest die Laparotomie von der rechten Patientenseite, dein 1. Assistent und der operations-technische Assistent stehen dir gegenüber.

6.4   Operationsschritte

1. Laparotomie.
2. Exploration der Abdominalhöhle, Auffinden der Perforation, Lavage.
3. Probeexzision und Verschluss der Perforation, fakultative Omentumplastik.
4. Kocher-Manöver.
5. Lavage, Drainageneinlage und Verschluss des Abdomens.

6.4.1   Laparotomie

Wenn die Perforationslokalisation durch die vorherige Diagnostik eindeutig ist, kann sowohl eine Oberbauchquerlaparotomie als auch eine mediane Oberbauchlaparotomie bis an den Nabel gewählt werden (Schumpelick et al. 2013). Sicherlich existiert hierzu in deiner Klinik eine Empfehlung. In unklaren Situationen ist die mediane Laparotomie die bessere Alternative, da sie bei Bedarf problemlos in den Unterbauch fortgesetzt werden kann. Wenn du die Querlaparotomie wählst, sollte diese v. a. nach rechts ausreichend weit sein, damit der Zugang zum Duodenum sicher möglich ist. Im Übrigen sei hier zur detaillierten Beschreibung einer Laparotomie auf das entsprechende Kapitel im ersten Teil dieser Buchserie verwiesen (Kasakov et al. 2018).

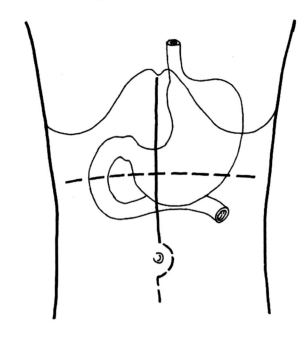

6.4.2   Exploration der Abdominalhöhle, Auffinden der Perforation, Lavage

Nach Eröffnung des Peritoneums steigt regelhaft trübe freie Flüssigkeit auf, diese sollte von deinem Assistenten direkt abgesaugt werden, nachdem ein Abstrich zur mikrobiologischen Diagnostik entnommen wurde. Nach vervollständigter Laparotomie wird der Bauchraum exploriert: Welche Farbe hat die freie Flüssigkeit? Passt die Flüssigkeit zu der vermuteten Perforation im Bereich des oberen Gastrointestinaltraktes? Wie stark ist die Peritonitis? Sind die Fibrinbeläge noch abwischbar? Ist die Perforation bereits einsehbar?

Grundsätzlich sollten alle 4 Quadranten – soweit die Laparotomie es zulässt – exploriert und nach der ersten Inspektion quadrantenweise lavagiert werden.

Nach der ersten Lavage musst du die Perforation aufsuchen. Diese ist üblicherweise durch benachbarte Organe (z. B. Leber) gedeckt und kann durch stumpfes Abschieben freigelegt werden. Die meisten perforierten Ulzera finden sich juxtapylorisch, entweder am Corpus ventriculi relativ weit aboral, am Antrum pylori oder postpylorisch am Bulbus duodeni. Allen Lokalisationen gemeinsam ist, dass sie glücklicherweise für den Operateur – also für dich – deutlich häufiger ventral liegen als dorsal. Sollte eine Perforation dorsal liegen, so musst du für den Zugang zum dorsalen Magen das Lig. gastrocolicum in der gefäßarmen Zone durchtrennen (entweder mittels Ligaturen über Overholt-Schläge, mit einer bipolaren Schere oder einem Ultraschalldissektor). Nach Eröffnung der Bursa omentalis ist die Magenhinterwand dann problemlos für dich zugänglich. Sollte die Perforation am dorsalen Duodenum liegen, kann entweder ein vollständiges Kocher-Manöver mit Mobilisation bis an die V. cava inferior (siehe unten) oder eine Duodenotomie mit Versorgung der Perforation von luminal erfolgen. Für den sicheren Zugang zum Duodenum ist ggf. die Lösung/Mobilisation der rechten Kolonflexur notwendig.

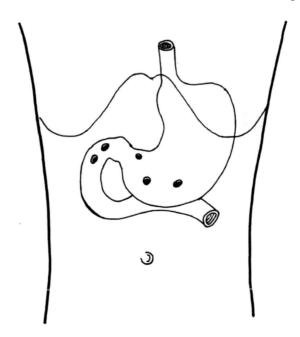

6.4.3 Probeexzision und Verschluss der Perforation, fakultative Omentumplastik

Nach Lokalisation der Perforation und dem Ausschluss weiterer auslösender Pathologien stellst du den Situs für die Versorgung der Perforation ein, die Haken werden optimiert, das Licht eingestellt. Duodenale Ulzera und kleine präpylorische Ulzera benötigen keine Histologie. Eine klassische spindelförmige Exzision der Perforation sollte nicht mehr per se durchgeführt werden, dies vergrößert den Defekt erheblich und macht so auch alle intra- und postoperativen Komplikationen wahrscheinlicher. Insofern ist eine sparsame Keilexzision vom Ulcusrand bei Verdacht auf Malignität die notwendige Erweiterung des Eingriffs, da die vollständige Exzision keine direkte therapeutische Konsequenz indiziert (Carus 2013). Vielmehr kann schon wenige Wochen (ca. 2) nach erfolgreicher Übernähung eine Endoskopie mit umfassenden Biopsien stattfinden.

Solltest du dich zur Biopsie und Histologie entschließen, sollte jede Vergrößerung der Perforation im Sinne einer Strikturo- bzw. Pyloroplastik versorgt werden (Gastro- bzw. Duodenotomie längs, Naht quer zur Achse des Verdauungstraktes), insbesondere im juxtapylorischen Kontext. Diese Taktik ist auch anzuwenden, wenn die Naht in einer zu starken Einengung der Magen-Darm-Passage resultieren würde.

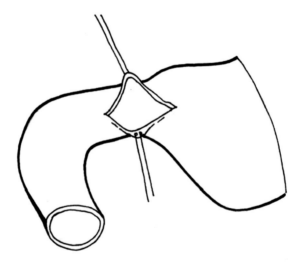

Zur Wahl des verwendeten Nahtmaterials existieren verschiedene Empfehlungen. Meist werden entweder resorbierbare geflochtene Nähte oder resorbierbare monofile Fäden präferiert. Die Stärke des Nahtmaterials sollte im Bereich von 2/0 bis 3/0 liegen. Letztendlich existieren zum Nahtmaterial jedoch keine evidenzbasierten Empfehlungen.

Gerade bei gastralen Perforationen wirst du bei deiner ersten Operation dieser Art über-
rascht sein, wie dickwandig und kräftig der Magen ist. Die Nadel sollte daher nicht zu
klein sein, da die Naht eine Vollwandnaht (unter Einbeziehung aller Wandschichten) sein
wird.

Die erste Nahtreihe der Ulkusübernähung wird mit Einzelnähten durchgeführt, die
oben genannten Hinweise (Vollwandnaht, ggf. Technik im Sinne einer Strukturoplastik
anwenden) solltest du beachten. Sehr hilfreich ist die vorherige Armierung der Naht-
winkel mit Haltfäden, so kann dich dein Assistent bei der Naht optimal unterstützen.
Wegen der Gefahr der Zerreißung des fragilen und teilweise recht zundrigen Gewebes
solltest du zuerst die seitlichen Fäden knüpfen und dann sukzessive zum Ulcuszentrum
voranschreiten.

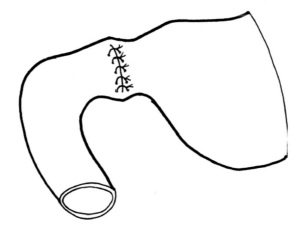

Fakultativ kann eine zweite Nahtreihe („serosierend") ergänzt werden, diese kann fortlaufend erfolgen. Nun solltest du die Dichtigkeit deiner Naht überprüfen. Hierzu wird
über die Magensonde von der Anästhesie 300–400 ml Luft insuffliert, nachdem du
den OP-Situs „unter Wasser" gesetzt hast. Das fehlende Aufsteigen von Luftbläschen
beweist die primäre Dichtigkeit deiner Naht. Wenn es ohne wesentliche mechanische
Manipulation möglich ist, kannst du die innenliegende Magensonde von außen nun über
den ehemaligen Defekt hinwegführen, sodass frühzeitig eine enterale Ernährung über die
Sonde möglich ist. Abschließend kann eine sogenannte Omentumpatchplastik ergänzt
werden. Hierzu führst du eine kleine Portion des Omentum majus nach kranial – ohne
sie vom restlichen Omentum abzusetzen. Das Omentum wird mittels weniger Einzelnähte bedeckend über der ehemaligen Perforation adaptierend fixiert. Das Omentum
verklebt hier im Heilungsverlauf und sorgt so für eine zusätzliche Sicherheit deines
Defektverschlusses.

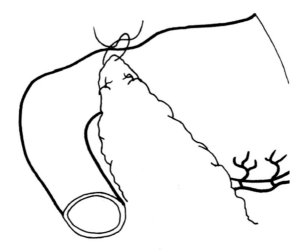

Als Alternativverfahren kannst du den Verschluss auch mit einem Stapler durchführen. Hier ist es sehr hilfreich, wenn du die Ränder der Perforation mit 2-4 Haltenähten armierst. So kann dein Assistent die Perforation exponieren und die Wundränder korrekt in die Branchen des Staplers hineinziehen. Auch hier kann eine serosierende zweite Nahtreihe und eine Omentumpatchplastik ergänzt werden.

Spätestens zwei Stunden nach Operationsbeginn (bzw. zwei Stunden nach der initialen Gabe) solltest du die Anästhesie um eine Wiederholungsgabe der begonnenen antimikrobiellen Therapie bitten.

6.4.4 Kocher-Manöver

Wenn du beim Approximieren der Perforationsränder feststellst, dass eine zu starke Spannung entsteht, solltest du die Mobilisation des Duodenums nach Kocher durchführen. Dein Assistent spannt hierzu das Duodenum mit einem feuchten Bauchtuch nach medial an. Du durchtrennst das Peritoneum einen knappen Zentimeter lateral des Duodenums. Unter kontinuierlicher Spannung kann das Duodenum nun blutarm weiter präpariert werden, nach kranial erfolgt dies bis an des Lig. hepatoduodenale, nach kaudal bis an das inferiore Duodenum. Im Ergebnis ist das duodenale C mit dem Pankreaskopf mobilisiert und der laterale Rand der V. cava inferior liegt frei.

Das Kocher-Manöver erzeugt deutlich mehr Mobilität in der juxtapylorischen Region und sorgt so für Spannungsfreiheit deines Perforationsverschlusses.

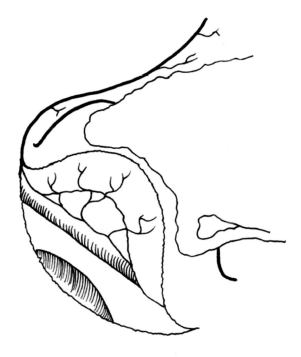

6.4.5 Lavage, Drainageneinlage und Verschluss des Abdomens

Nach erfolgreicher Dichtigkeitsprüfung des Perforationsverschlusses solltest du eine ausgiebige Lavage durchführen. Dies verringert die meist vorliegende ausgeprägte chemische Peritonitis. Abschließend ist die Einlage einer Drainage zwar fakultativ, aber sehr empfehlenswert. Intraabdominelle Sekrete können so abfließen und auch eine Insuffizienz deiner Naht kann so frühzeitig detektiert werden.

Bei Insuffizienzen ist im Drainagebeutel dann eine größere Luftansammlung zu sehen, welche dich zur Revision zwingt. Daher sollte die Drainage auch in der Nähe deiner Perforationsnaht platziert werden.

Ist die Peritonitis weit fortgeschritten, solltest du für deinen Patienten eine geplante Relaparotomie mit erneuter Lavage (Etappenlavage) erwägen. Dann solltest du einen temporären Bauchdeckenverschluss z. B. mit Vakuumversiegelung anlegen.

Bezüglich deines abschließenden Verschlusses der Abdominalhöhle sei hier erneut zur detaillierten Beschreibung auf das Kapitel im ersten Teil dieser Buchserie verwiesen (Kasakov et al. 2018).

6.5   Nachbehandlung

Je nach Gesamtzustand deines Patienten wird er postoperativ ggf. zunächst auf die Intensivstation verlegt. Wenn es dir gelungen ist, eine Sonde aboral der ehemaligen Perforation zu platzieren, kann zügig mit der enteralen Ernährung (Zottenernährung) begonnen werden. Der Patient profitiert von einer frühzeitigen Mobilisation (Zhang et al. 2019). Die antimikrobielle Therapie sollte je nach Schweregrad und weiterem klinischem Verlauf für mindestens 3–5 Tage fortgeführt werden. Eventuell kann die kalkulierte Antibiotikatherapie nach Resistogramm des intraoperativen Abstrichs in eine gezielte antibiotische/antimykotische Therapie angepasst werden. Eine Helicobacter-pylori-Eradikation (auch ohne Nachweis) sollte erwogen werden und bei der Strategie der antimikrobiellen Therapie mit bedacht werden.

Wenn der Patient die erste postoperative Phase überstanden hat, kann am 2. bis 3. postoperativen Tag mit dem Kostaufbau begonnen und die Drainage gezogen werden. Im Verlauf sollte eine endoskopische Kontrolle der Naht mit Biopsien zum Ausschluss eines malignen Tumors erfolgen, dies ist durchaus ab dem 10. bis 14. postoperativen Tag möglich. Im Übrigen sei auf die entsprechende Leitlinie zur Ulkuskrankheit verwiesen (Fischbach et al. 2016).

Literatur

Carus T (2013) Operationsatlas Laparoskopische Chirurgie. Indikationen – Operationsablauf – Varianten – Komplikationen. 3., Aufl. Springer, Berlin

Fischbach W, Malfertheiner P, Lynen Jansen P, Bolten W, Bornschein J, Buderus S. et al (2016) S2k-Leitlinie Helicobacter pylori und gastroduodenale Ulkuskrankheit. In: Zeitschrift für Gastroenterologie 54(4):327–363. https://doi.org/10.1055/s-0042-102967

Kasakov L, Rost W, Falck S (2018) Die ersten Eingriffe in der Allgemein- und Viszeralchirurgie. Eine praxisorientierte Anleitung. Springer, Berlin Heidelberg

Schumpelick V, Kasperk R, Stumpf M (2013) Operationsatlas Chirurgie, 4. Aufl. Georg Thieme, Stuttgart

Schwab R, Germer C-T, Lang H (2019) Notfälle in der Allgemein- und Viszeralchirurgie. Springer, Berlin Heidelberg

Siow SL, Mahendran HA, Wong CM, Hardin M, Luk TL (2018) Laparoscopic versus open repair of perforated peptic ulcer. Improving outcomes utilizing a standardized technique. Asian journal of surgery 41(2):136–142. https://doi.org/10.1016/j.asjsur.2016.11.004

Zhang L, Hu W, Cai Z, Liu J, Wu J, Deng Y et al. (2019) Early mobilization of critically ill patients in the intensive care unit. A systematic review and meta-analysis. PloS one 14(10):e0223185. https://doi.org/10.1371/journal.pone.0223185

Splenektomie

7

Christian von Schassen und Lena Heidelmann

Inhaltsverzeichnis

7.1 Präambel

Sicherlich gibt es zahlreiche Indikationen für eine elektive Splenektomie oder Milzteilresektionen. Milztumoren, -zysten, -abszesse, ITP (M. Werlhof) und lymphoproliferative Erkrankungen sind einige dieser „Kolibri-Situationen". Wir wollen uns in diesem Kapitel aber nicht diesen Raritäten widmen. Vielmehr soll das mit ca. 45 % beim stumpfen abdominellen Trauma am häufigsten beteiligte abdominelle Organ aus dem Blickwinkel des Traumachirurgen betrachtet werden (Schwab et al. 2019). Auch ein häufiger Übersetzungsfehler (der angloamerikanische „trauma surgeon" wird fälschlicherweise als Unfallchirurg übersetzt) darf nicht darüber hinwegtäuschen, dass die sogenannte „Höhlenkompetenz" inklusive gefäßchirurgischer Grundfertigkeiten weiterhin die bestimmende Fähigkeit bei der Beherrschung des Polytraumas ist.

C. von Schassen (✉) · L. Heidelmann
Klinik für Allgemein- und Viszeralchirurgie, Bundeswehrkrankenhaus, Hamburg, Deutschland
E-Mail: christianvonschassen@bundeswehr.org

L. Heidelmann
E-Mail: lenaheidelmann@bundeswehr.org

© Springer-Verlag GmbH Deutschland, ein Teil von Springer Nature 2023
L. Kasakov et al. (Hrsg.), *Allgemein- und viszeralchirurgische Eingriffe im 3. und 4. Jahr,* https://doi.org/10.1007/978-3-662-62502-6_7

Wir werden uns in diesem Kapitel auch nicht mit den vielfältigen Möglichkeiten des Milzerhalts auseinandersetzen, vielmehr wollen wir dir einen Weg zeigen, wie du deinen traumatisierten Patienten schnell und effektiv versorgst.

Im Gegensatz zum Eindruck aus der Literatur der vergangenen Jahrzehnte mit überwiegend Ausführungen über den Milzerhalt mit verschiedenen Techniken liest du hier, dass es keine Schande ist, eine Splenektomie durchzuführen. In vielen Situationen ist es sicher und zweckmäßig, die Splenektomie vorzunehmen. Du tust deinem Patienten mit bereits stattgehabter Trauma- und OP-Last keinen besonders großen Gefallen, wenn 4 h nach OP-Ende dein Splenorrhaphienetz insuffizient wird oder die Klammernaht deines Staplers aufreißt. Dann musst du ihn erneut in den OP schaffen und wirst ihm eine erneute Trauma- und OP-Last mit allen pathophysiologischen Konsequenzen antun müssen.

„Eine besonders effiziente Technik der Milzerhaltes ist es, sie in ein formalingefülltes Gefäß zu tun." (Hirshberg et al. 2006)

Ebenfalls spricht sich auch die deutsche S3-Leitlinie für die Behandlung des Polytraumas ab einem höheren Verletzungsgrad (AAST 4–5) für eine sofortige Laparotomie und Splenektomie aus. Bei geringgradigen Verletzungsmustern spricht sich die Leitlinie für eine milzerhaltende Operation oder eine selektive Angioembolisation aus (AWMF 2016). Irgendwo zwischen der Literatur der Leitlinien in deinem Arztzimmer und der Realität im Schockraum und OP-Saal wirst du dich wiederfinden.

7.2   Indikation und Operationsvorbereitungen

Deinem Patienten begegnest du meist in der Notaufnahme. Hoffentlich hat eine suffiziente (schon präklinische) Triage dazu geführt, dass dein Patient notarztbegleitet direkt im Schockraum deines Krankenhauses behandelt wird. Du führst wie üblich deine initialen Untersuchungen durch, hierzu gehören natürlich eine FAST-Sonographie und der Bodycheck. Solltest du beim FAST eine große Menge freier Flüssigkeit finden und dein Patient ist hochgradig instabil, darfst du nun nicht zögern und musst die sofortige OP-Indikation stellen. Finde den Weg in den OP zügig! In dieser Situation solltest du auch den Einsatz eines Cellsavers erwägen und reichlich Blutkonserven bestellen (ca. 4–8); hierzu beachtest du das Ergebnis der ersten Blutgasanalyse mit dem Hauptaugenmerk auf den Hämoglobinwert. Wobei es zu bedenken gilt, dass in der Initialphase eines Blutverlustes der Hämoglobinwert unverändert bleibt.

Wenn dein Patient aber noch gute und stabile Kreislaufparameter bietet, solltest du abwägen (trotz der intraabdominellen freien Flüssigkeit), ob dich eine CT-Traumaspirale auf dem Weg in den OP wesentlich aufhält. Die weiteren diagnostischen Erkenntnisse der Schnittbilder sind ggf. von entscheidender Bedeutung bei der Einschätzung der Traumalast deines Patienten, bei der Wahl deines Zuganges und bei der Anzahl der zu bestellenden Blutkonserven. Außerdem überdenkst du die Entscheidung für die Zusammensetzung deines OP-Teams eventuell nochmal, wenn du weißt, dass auch eine der großen retroperitonealen Röhren mit zu dem vielen roten Saft im Bauchraum beiträgt.

Letztendlich musst du abwägen: Wenn dein Schockraum (oder der Nachbarraum) mit einem CT ausgestattet ist und der Radiologe dich freundlich mit einem leichten Cappuccino-Milchschaumrand an der Oberlippe anlächelt (er ist also schon da), dann fällt die zeitliche Verzögerung von ca. 10 min durch den diagnostischen Vorteil durchaus nicht mehr so sehr ins Gewicht.

Auch wenn der Anästhesist es sicher ebenfalls tun wird, sei hier erneut erwähnt, dass du an die Bestellung von Blutkonserven denken musst. Die Anzahl wirst du der Situation entsprechend anpassen. Mindestens 4 sollten es aber sein. Auch eine prophylaktische Antibiotikagabe (ggf. mit Wiederholung nach 2 h) sollte frühestmöglich gegeben werden. Aufgrund der unklaren Situation und einer eventuellen Kombinationsverletzung mit einer abdominellen Hohlorganperforation bevorzugen die Autoren die Kombination aus einem Cephalosporin und Metronidazol. Das Thema Tetanusschutz sollte beim Schockraummanagement von dir ebenfalls nicht vernachlässigt werden.

Nun bist du aber auf dem Weg in den OP, dein Patient beginnt nach der CT-Diagnostik doch langsam, instabil zu werden, und die CT hat dir gezeigt, dass eine höhergradige Milzlazeration vorliegt.

7.3   Instrumentarium und Lagerung

Du wirst bei dieser Notfalloperation voraussichtlich kein spezielles Instrumentarium benötigen, sicherlich werden die OP-technischen Assistenten dir aber ein „großes" Abdomensieb öffnen, sodass du darin auch lange Instrumente vorfindest. Dies kann je nach Patientenanatomie bei dem ein oder anderen linken Oberbauch sehr hilfreich sein. Ein Retraktorsystem zum Offenhalten des Situs ist von großem Wert, insbesondere, wenn kein 2. Assistent zur Verfügung steht. Die Autoren dieses Kapitels bevorzugen flexible 360°-Wundschutzretraktoren, welche in unterschiedlichen Größen zu erwerben sind. Hilfreich kann besonders in der ersten Phase der Operation ein 2. Sauger sein, um schneller einen Überblick zu bekommen.

Der Patient wird auf dem Rücken gelagert, es sollten Unterpolsterungsmaßnahmen zum Schutz druckgefährdeter Körperstellen sorgfältig von dir durchgeführt und überprüft werden. Der Patient sollte so gelagert werden, dass sich sein Oberbauch etwa in Höhe des OP-Tischgelenkes projiziert, dies ermöglicht das intraoperative „Aufklappen" des Patienten zur besseren Exposition des Oberbauchs bei Bedarf. Beide Arme werden ausgelagert und stehen der Anästhesie für das Flüssigkeitsmanagement zur Verfügung. Trotz aller Hektik nimmst du dir kurz die Zeit für ein Team-Timeout, damit alle Beteiligten ihre Gedanken sortieren und die nächsten Handlungsschritte planen können. Währenddessen bittest du die Anästhesie, eine Magensonde zu legen, falls dies noch nicht geschehen ist. Dies erleichtert das spätere Handling im Oberbauch. Decke das Abdomen und den Thorax nach dem Abwaschen großzügig ab, um für eine Eingriffs-erweiterung gewappnet zu sein. Solltest du die Blutungssituation intraabdominell nicht in den Griff bekommen, kann eine linksseitige anterolaterale Thorakotomie und ein temporäres Ausklemmen der Aorta dir die notwendige Zeit verschaffen. Für weitere Heldengedanken hast du jetzt keine Zeit mehr.

Du startest die Laparotomie von der rechten Patientenseite, dein 1. Assistent und der operationstechnische Assistent stehen dir gegenüber.

7.4   Operationsschritte

1. Laparotomie.
2. Exploration der Abdominalhöhle, Milzmobilisation.
3. Eröffnung der Bursa omentalis, Kontrolle des Milzhilus.
4. Vollendung der Splenektomie.
5. Lavage, Drainageneinlage und Verschluss des Abdomens.

7.4.1   Laparotomie

Beim abdominellen Traumapatienten ist die Medianlaparotomie der Zugangsweg der Wahl (Hirshberg et al. 2006; Schumpelick et al. 2013; Schwab et al. 2019). Sie bietet eine unschlagbare Flexibilität zur Eingriffserweiterung. Über einen Rippenbogen-randschnitt oder eine Oberbauchquerlaparotomie wirst du in der Traumasituation nicht nachdenken. Dies sind mögliche Zugänge für elektive Indikationen, falls du dann die Splenektomie nicht laparoskopisch vornimmst (Carus 2013).

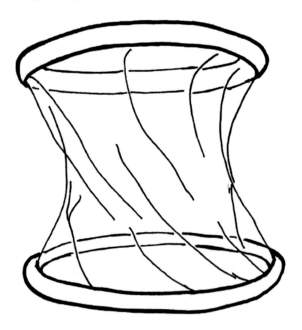

Zur detaillierten Beschreibung einer Laparotomie sei auf das entsprechende Kapitel im ersten Teil dieser Buchserie verwiesen (Kasakov et al. 2018). Allerdings möchten die Autoren dich auf den ersten Anblick vorbereiten, der dich nach Eröffnung der Peritonealhöhle erwartet. Die riesige Menge Blut sieht extrem spektakulär aus und versetzt dich vielleicht schon jetzt in Panik. Ruhig bleiben – du kriegst das in den Griff! Nach Eröffnung vervollständige die Laparotomie zügig vom Xiphoid bis ca. 1–2 cm kaudal des Bauchnabels. Das Blut wird schnell abgesaugt. Aber das ist eine ganz schön große Menge, trotz eines zweiten Saugers geht das gar nicht so schnell.

7.4.2 Exploration der Abdominalhöhle, Milzmobilisation

Der Wundschutzretraktor wird eingesetzt, dein Assistent saugt weiter fleißig. Die Autoren diese Kapitels bevorzugen vor dem direkten Griff zur Milz noch eine teilweise Auflösung des splenokolischen Ligamentes und der linken Flexur. Das macht den folgenden Schritt meist etwas einfacher. Deine nicht-dominante Hand wandert in den linken Oberbauch und versucht, das Zielorgan zu greifen und moderat zu komprimieren. Falls du überhaupt keinen Überblick bekommst, da der Blutsee immer wieder gewinnt, kannst du zügig (aber nicht panisch) insbesondere den linken Oberbauch mit Bauchtüchern ausstopfen. Du brauchst keine Angst zu haben, die Milz dabei zu verletzen – sie ist schon lazeriert.

Es gibt zwei verschiedene Milztypen. Bei beiden hast du das Ziel, diese in die Mittellinie zu bringen, um die Kontrolle zu erlangen. Erst wenn du die Milz mobilisiert in der Hand hältst, wirst du das Verletzungsmuster adäquat beurteilen können. Der freundliche Milztyp kann gepackt und nahezu zwanglos in die Mittellinie gebracht werden, elastische splenorenale und splenophrenische Bänder lassen dies zu. Es gibt leider aber auch einen unfreundlichen Milztypus (eigenes Klassifikationssystem der Autoren), welcher dir die Mobilisation deutlich erschwert. Hier existieren Verklebungen der Milzkapsel mit der Bauchwand, welche zunächst gelöst werden müssen (mit Schere oder Kauter). Wenn die Blutung weiter sehr stark ist, musst du eine schnelle Lösung suchen. Notfalls beschädigst du die Milzkapsel noch mehr. Das stört dich jedoch nicht, da die Tage dieser Milz gezählt sind. Das zweite Problem der unfreundlichen Milz ist ein relativ rigides Lig. splenorenale. Spanne dieses maximal an, indem du die Milz so weit wie möglich in die Mittellinie bringst. In dem blutigen Chaos kannst du es ggf. nicht sehen, aber du wirst das angespannte avaskuläre Ligament an deinen Fingerspitzen fühlen. Dieses musst du nun stumpf versuchen zu mobilisieren, vielleicht hilft dir die „Finger-fracture"-Technik. Sofern dieses Band durchstoßen ist, zeigt sich auch die unfreundliche Milz freundlich mobil. Spätestens jetzt ist es Zeit, hinter die Milz 2 Bauchtücher einzubringen. Auch die anderen Quadranten können zunächst einmal mit jeweils 3–4 Bauchtüchern vorsichtig ausgestopft werden.

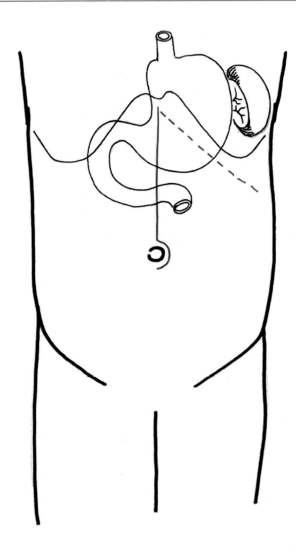

Dein Assistent hat die Milz erst einmal sicher in Händen und komprimiert diese. Eine
größere Blutung ist nun nicht mehr zu verzeichnen. Du darfst jetzt kurz verschnaufen,
allerdings ist nur ein Zwischenziel erreicht. Jetzt ist auch der Moment, in dem du einen
Blick über den Tellerrand wagen darfst. Auch wenn du die Milz jetzt unter Kontrolle
hast, schließt dies weitere Verletzungen nicht aus. Schau dir die Leber an, mustere den
Magen-Darm-Trakt einmal gezielt durch, um eine Hohlorganperforation nicht zu übersehen. Auch der eigene Präparationsweg muss kritisch beäugt werden. Hast du in der
Hektik ggf. etwas lädiert?

7.4.3   Eröffnung Bursa omentalis, Kontrolle des Milzhilus

Jetzt ist der Zeitpunkt gekommen, weitere strukturierte Übersicht und Kontrolle über den Milzhilus zu erlangen. Der Grund hierfür ist klar: Selbstverständlich kannst du jetzt den Milzhilus mehr oder weniger unkontrolliert abklemmen und die Milz entfernen. Dann solltest du aber auf jeden Fall einen Stapler zum Absetzen nehmen, da du mit sehr großer Wahrscheinlichkeit Teile des Pankreasschwanzes erwischst. Der Einsatz eines Staplers verringert dann die Gefahr einer Pankreasfistel. Deutlich besser ist aber die subtile und vollständige Kontrolle über den Milzhilus. Der Weg dorthin führt dich durch eine „alte Bekannte", die Bursa omentalis. Eröffne diese weit, insbesondere nach links. Hierzu spannst du das Lig. gastrocolicum an, indem Magen und Querkolon gepackt werden. In der gefäßarmen Zone, ca. 2 cm entfernt von den gastroepiploischen Gefäßen an der großen Magenkurvatur, durchtrennst du das Lig. gastrocolicum. Dies kannst du weitestgehend einfach scharf mit der Schere machen, kleinere Gefäße durchtrennst du mit der bipolaren Schere, über Overholt-Schläge und Ligaturen oder mit einem Ultraschalldissektor. Luxiere den Magen nach oben, ohne die Kontrolle über die Milz zu verlieren.

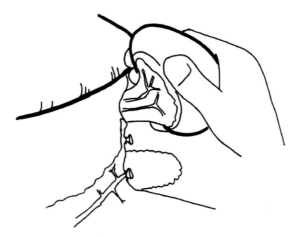

Beim Blick in die Bursa omentalis erkennst du nun den zweiten wesentlichen Grund für die Eröffnung derselbigen: Du hast einen sehr guten Blick auf das Pankreas und kannst dieses auf Verletzungen, Hämatome oder gar Gangverletzungen untersuchen. Außerdem erkennst du mit dem anderen Blickwinkel in Richtung Milzhilus, wie nah der Pankreasschwanz an den Hilus heranreicht. Mit diesem Wissen gehst du nun wieder „von vorn" an den Milzhilus heran.

7.4.4 Vollendung der Splenektomie

Als Erstes setzt du das Lig. gastrosplenicum mit den Vasa brevia ab. Dies gelingt recht gut mit einem Ultraschalldissektor. Nun kommt der eigentliche Milzhilus langsam zum Vorschein. Präpariere möglichst nahe am/im Milzhilus. Hier sind Arteria und Vena lienalis meist schon aufgezweigt (für Feinkostliteraten: bzw. noch nicht zusammengeflossen), sodass dir die Autoren nicht prophezeien möchten, wie viele Milzarterien- und -venen du unterbinden wirst (meist sind es jeweils 2–3). Wenn du die arteriellen Gefäße schrittweise absetzt, erkennst du manchmal durch sehr schöne Demarkationslinien an der Milzoberfläche das Versorgungsareal des jeweiligen Gefäßes. Wenn es schnell gehen muss, klemme nur die zentrale Seite mit einem Overholt, die Milz verabschiedet sich gleich. Versorge die Gefäße einzeln mit doppelten Ligaturen oder besser mit Durchstichligaturen mindestens der Größe 0. Unterbinde möglichst keine Venen und Arterien gemeinsam, einige Autoren beschreiben hier arteriovenöse Fisteln als Komplikation (Schumpelick et al. 2013). Als Alternative zur Versorgung sei hier noch erwähnt, dass du auch dreireihige Klammernahtgeräte mit adäquaten Gefäßmagazinen verwenden kannst. Einen wesentlichen Vorteil (auch zeitlich kaum) sehen die Autoren aber nicht.

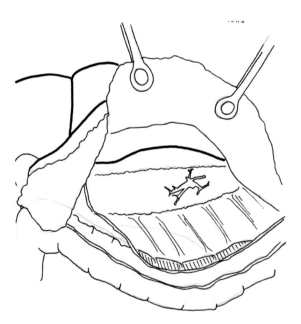

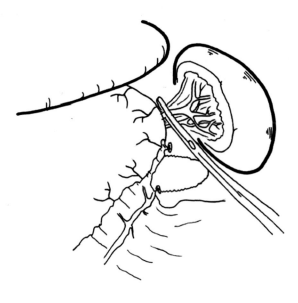

Nach Durchtrennung des letzten Gefäßes ist die Milz frei und kann entfernt werden, eine histologische Untersuchung sollte natürlich durchgeführt werden. Es folgt die übliche abschließende Blutstillung. Hier musst du im Milzlager sehr sorgfältig vorgehen. Beachte Zwerchfellgefäße (meist Venen), Gefäße an der großen Magenkurvatur und kleinere Gefäße im Bereich des Pankreasschwanzes. Nutze auch die Möglichkeit des Perspektivwechsels beim Blick in die Bursa omentalis.

7.4.5 Lavage, Drainageneinlage und Verschluss des Abdomens

Abschließend lavagierst du alle Quadranten ausführlich und prüfst letztmalig auf Blutungen und bisher übersehene Läsionen. Die Einlage einer Drainage ist zwar fakultativ, aber sehr empfehlenswert. Eine postoperative Nachblutung kann so frühzeitig detektiert werden. Ebenfalls kann sie für einige Tage als Zieldrainage für die eventuell auftretende postoperative Komplikation einer Pankreasfistel dienen.

Das war ein Traumabauch – die Zählung deiner Bauchtücher muss stimmig sein, bevor du mit dem Bauchdeckenverschluss beginnst.

Detaillierte Hinweise zum Verschluss deiner Laparotomie findest Du im ersten Teil dieser Buchserie (Kasakov et al. 2018).

7.5   Nachbehandlung

Dein Traumapatient wird postoperativ zunächst auf die Intensivstation verlegt. Hier kann der Kostaufbau zügig begonnen werden. Wenn sich die Drainage unauffällig verhält, kann sie am 2.–3. postoperativen Tag entfernt werden. Sollten die Drainagensekrete dir Anlass zur Sorge geben, kannst du die Pankreasenzymaktivitäten bestimmen lassen. Eine Pankreasfistel wirst du versuchen, durch ein längeres Belassen der Drainage konservativ auszubehandeln.

Patienten mit einer frisch durch deine Hände erworbenen Asplenie neigen in den ersten Wochen zu einer Leuko- und Thrombozytose. Dies ist bei der Beurteilung der Laborwerte zu beachten. Sollten die Thrombozyten über einen Wert von 1.000.000/µl steigen, applizieren wir eine Medikation mit Azetylsalizylsäure (100 mg pro Tag), solange der Wert so hoch ist. Hierfür gibt es aber keine gesicherte Evidenz; ebenso wenig wie für die Empfehlung, dass Splenektomiepatienten eine vierwöchige venöse Thrombembolieprophylaxe benötigen (Onkopedia 2013).

Abschließend musst du deinen Patienten bezüglich einer Infektprophylaxe beraten und ihm einen Asplenie-Pass ausstellen. Hier ist einmal die Impfstrategie zu bedenken. Impfungen gegen Pneumokokken, Haemophilus influenzae Typ b, Meningokokken und Influenza können und sollten ab dem 10.–14 postoperativen Tag begonnen werden. Hier sei auf die aktuellen Impfempfehlungen vom RKI und der STIKO verwiesen (RKI 2019). Bezüglich einer Infektprophylaxe mittels einer Antibiotikatherapie, welche ggf. sogar dauerhaft gegeben wird, kann keine feste Empfehlung gegeben werden. Wir möchten dir hier z. B. die aktuellen Onkopedia-Empfehlungen im Internet ans Herz legen (Onkopedia 2013). Die Angaben in der Literatur sind teilweise sehr widersprüchlich. Deine Beratung solltest du sehr differenziert betreiben, sicherlich ist die konsiliarische Einbeziehung anderer Experten hilfreich, da die Postsplenektomiesepsis (PSS) bzw. Overwhelming-Postsplenectomy-Infection (OPSI) eine hohe Sterblichkeit hat und auch noch Jahre nach der Splenektomie auftreten kann.

Literatur

AWMF (2016) S3-Leitlinie Polytrauma/Schwerverletzten-Behandlung. Kurzversion
Carus T (2013) Operationsatlas Laparoskopische Chirurgie. Indikationen – Operationsablauf – Varianten – Komplikationen. 3. Aufl. 2013. Springer, Berlin
Hirshberg A, Mattox KL, Allen MK (2006) Top knife. Kunst und Handwerk der Trauma-Chirurgie. Springer, Wien

Kasakov L, Rost W, Falck S (2018) Die ersten Eingriffe in der Allgemein- und Viszeralchirurgie. Eine praxisorientierte Anleitung. Springer, Berlin

Onkopedia (2013) Prävention von Infektionen und Thrombosen nach Splenektomie oder funktioneller Asplenie. https://www.onkopedia.com/de/onkopedia/guidelines/praevention%2D von%2Dinfektionen%2Dund%2Dthrombosen%20nach%2Dsplenektomie%2Doder%2Dfunktio neller%2Dasplenie/@@guideline/html/index.html. Zugegriffen: 06. Apr 2020

RKI (2019) Impfungen bei Asplenie. Entfernung der Milz oder Ausfall der Organfunktion. https:// www.rki.de/SharedDocs/FAQ/Impfen/AllgFr_Grunderkrankungen/FAQ01.html. Zugegriffen: 06. Apr 2020

Schumpelick V, Kasperk R, Stumpf M (2013) Operationsatlas Chirurgie, 4. Aufl. Thieme, Stuttgart

Schwab R, Germer CT, Lang H (2019) Notfälle in der Allgemein- und Viszeralchirurgie. Springer, Berlin

Dünndarmresektion

8

Sandra Dohn

Inhaltsverzeichnis

8.1 Präambel

Eine Dünndarmresektion ist ein häufiger chirurgischer Eingriff. Indikationen hierfür sind Meckel-Divertikel, mesenteriale Ischämien (z. B. durch Embolie, Hernierung mit Inkarzeration, Volvulus, Invagination), der M. Crohn (mit Stenosen oder Dünndarmfisteln), die Dünndarm-Divertikulitis, Dünndarmperfortionen (z. B. durch Ulzera), Mesenterialein- oder Abrisse, iatrogene Verletzungen der Darmwand oder Tumore. Dünndarmresektionen sollten bei benigenen Prozessen so knapp wie möglich (Erhalt der Resorptionsfläche) und bei malignen Tumoren (die hier extrem selten sind) so ausgedehnt wie nötig (En bloc Resektion von Tumor und Lymphabflusswegen) erfolgen.

Der Dünndarm besteht anatomisch aus Duodenum, Jejunum und Ileum, chirurgisch betrachtet aus Jejunum und Ileum: von der Flexura duodenojejunalis (Treitz-Band) bis zur Valvula ileocoecalis (Bauhin-Klappe). Dies entspricht einer Länge von ca. 4–6 m. Das Jejunum macht etwa 2/3 der Gesamtlänge des Dünndarms aus. Hier werden Wasser

S. Dohn (✉)
Klinik für Allgemein- und Viszeralchirurgie, Bundeswehrkrankenhaus, Hamburg, Deutschland
E-Mail: sandradohn@bundeswehr.org

© Springer-Verlag GmbH Deutschland, ein Teil von Springer Nature 2023
L. Kasakov et al. (Hrsg.), *Allgemein- und viszeralchirurgische Eingriffe im 3. und 4. Jahr,* https://doi.org/10.1007/978-3-662-62502-6_8

und Nährstoffe (u. a. Aminosäuren, Einfachzucker und Fettsäuren) und in geringerem Maße Vitamine und Spurenelemente (z. B. Vitamin C, Folsäure und Phosphat) resorbiert. Das Ileum ist ebenfalls an der Wasserresorbtion beteiligt. Hier werden große Mengen an Natrium und Chlorid sowie kleinere Mengen an Fett, Phosphaten und Eisen aufgenommen, gleichzeitig werden Kalium und Bicarbonate sezerniert. Des Weiteren erfolgt hier die Aufnahme der Gallensäuren (> 90 %) sowie deren Zuführung in den enterohepatischen Kreislauf. Schlussendlich findet ausschließlich hier die Vitamin B_{12}-Aufnahme statt.

Die intraperitoneal gelegenen Dünndarmabschnitte weisen, außer einer äußerlich nicht erkennbaren Unterteilung in Jejunum und Ileum, keine definierten Abschnitte auf die aufgrund der Blutversorgung oder des Lymphabflusses eine klares Resektionsausmaß erfordern. Bei ausgedehnten Resektionen besteht das Risiko eines Kurzdarmsyndroms. Als Faustregel gilt, dass etwa die Hälfte des Dünndarmes ohne langfristige Folgen reseziert werden kann.

8.2   Indikation und Vorbereitung

Indikationen für eine Dünndarmresektion sind Meckel-Divertikel, mesenteriale Ischämien (z. B. durch Embolie, Hernierung mit Inkarzeration, Volvulus, Invagination), der M. Crohn (Stenosen und Dünndarmfisteln), die Dünndarm-Divertikulitis, Dünndarmperforationen (z. B. durch Ulzera), Mesenterialein- oder -abrisse, iatrogene Darmwandverletzungen und seltener Tumore. Bei benignen Prozessen kann die Resektion darmwandnah erfolgen, bei malignen Prozessen ist eine zentrale Resektion (bis zur Mesenterialwurzel unter Mitnahme der regionären mesenterialen Lymphknoten) erforderlich. Ist eine Ileumresektion zwischen der Bauhin-Klappe und einem Abstand von 10–15 cm oralwärts hiervon erforderlich, empfiehlt es sich eine Ileozökalresektion durchzuführen. Ca. 30–60 Min vor dem Hautschnitt erfolgt eine perioperative Single-Shot-Antibiose, die bei hohem Blutverlust (> 1l) oder einer langen OP-Dauer, ggf. wiederholt wird. In der Regel gibt es einen hausinternen Standard bezüglich der Wahl des Antibiotikums.

8.3   Instrumentarium und Lagerung

In deinem Krankenhaus gibt es ein Standardabdomensieb für offene abdominalchirurgische Eingriffe. Dieses Sieb inklusive eines Saugers ist ausreichend – spezielles Instrumentarium ist für den Eingriff nicht erforderlich. Ein Retraktorsystem zum Offenhalten des Situs ist sehr hilfreich, insbesondere, wenn kein 2. Assistent zur Verfügung steht. Weiterhin werden ein Linearstapler und in der Regel zwei blaue Klammernahtmagazine benötigt.

Die Operation wird in Rückenlage durchgeführt.

Grundsätzlich erfolgt die Hautdesinfektion bei abdominellen Eingriffen von den Mamillen bis zur Symphyse, sodass dein Hautschnitt jederzeit nach vorliegendem Befund erweitert werden kann oder bei bestehender Notwendigkeit zur Anlage eines Dünndarmstomas hierfür ausreichend Platz vorhanden ist.

Der Operateur steht auf der rechten Seite des Patienten, der 1. Assistent steht gegenüber.

8.4   Operationsschritte

8.4.1   Laparotomie

Eine Resektion am Dünndarm ist sowohl über eine supra- bzw. infraumbilikale Querlaparotomie als auch eine mediane Längslaparotomie möglich.

Häufig fällt die Entscheidung zur Dünndarmresektion erst im Rahmen einer Explorativlaparotomie, andernfalls bei den oben beschriebenen Befunden.

8.4.2   Resektion

Es erfolgt das Festlegen einer oralen sowie einer aboralen Resektionsgrenze. Zur Markierung kann nach Inzision des Dünndarmmesenteriums (über eine Strecke von ca. 1 cm) darmrohrnah ein Anzügeln erfolgen (Abb. 8.1).

Es ist aber auch möglich direkt mit der Resektion zu starten. Sollte der Dünndarm, z. B. im Rahmen eines Ileus, deutlich distendiert sein, empfiehlt es sich, proximal bzw. distal der festgelegten Resektionsgrenze jeweils eine weiche Darmklemme in einem Abstand von etwa 20–30 cm zu setzen (achte darauf, dass diese dich bei den weiteren Schritten bzw. der späteren Anastomose nicht stören). Die Darmklemmen sollten immer locker arretiert werden. Über die mesenteriale Inzisionsstelle (in der Regel oral beginnend) erfolgt nun das Einführen und Schließen eines Linearstaplers (blaues Magazin) (Abb. 8.2).

Hierbei solltest du darauf achten, dass die Absetzungsrichtung nicht im 90°-Winkel zum Dünndarmmeso sondern etwas abgeschrägt ist und der antimesenteriale Anteil etwas kürzer ausfällt. Diese Notwendigkeit erklärt sich aus der Blutversorgung des Dünndarms, die mesenterialseitig erfolgt. Du verringerst somit die Gefahr einer schlechten antimesenterialen Durchblutung der Darmwand die eine Anastomoseninsuffizienz begünstigt. Das Magazin des linearen Klammernahtinstrumentes enthält zwei doppelte Reihen versetzter Klammern von 3,85 mm Höhe, die im komplett geschlossenen Zustand, eine B-förmige Klammernaht von etwa 1,5 mm Höhe erzeugen. Blutgefäße, die einen kleineren Durchmesser haben, werden nicht sicher verschlossen. Deshalb sind Nachblutungen aus Klammernahtreihen möglich. Sollte die Inzision zum

Abb. 8.1 Orale und aborale
Resektionsgrenze des
Dünndarms

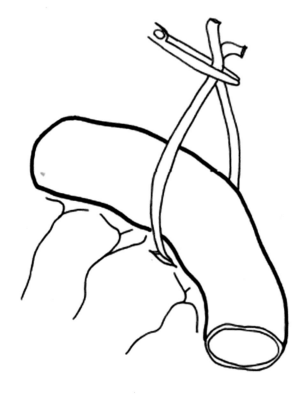

Abb. 8.2 Einführen des
Linearstaplers

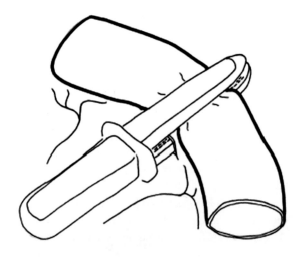

Einführen des Linearstaplers zu klein sein, kann diese vorsichtig mit einer Overholt-Klemme (die wiederholt geöffnet und geschlossen wird) stumpf erweitert werden. Auslösen des Staplers, und schon ist die erste/proximale Resektion des Darmrohrs gemacht. Aufgrund des Verschlusses mittels einer Klammernahtreihe wird ein Stuhlaustritt mit Kontamination der Umgebung vermieden. Sollte eine Blutung im Bereich der Klammernahtreihe bestehen, wird diese mit einer Durchstechungsligatur (monofiler oder geflochtener Faden der Stärke 4/0) gestillt. Aboral gehst du genauso vor. Das Dünndarmrohr ist nun durchtrennt. Es bleibt jetzt noch das Absetzen des Dünndarmmesenteriums. Die Absetzungshöhe ergibt sich hier aus der zugrunde liegenden Ursache. Bei einem entzündlichen Prozess erfolgt die Absetzung darmrohrnah, bei maligner Ursache so zentral wie möglich. Der Grund hierfür ist der parallel zur arteriellen Versorgung verlaufende Lymphabfluss, sodass hier möglichst viele Arkadenarterien mitreseziert werden. Im Dünndarmmesenterium verlaufen radiär die blutversorgenden Äste. Man inzidiert zunächst vorsichtig das Peritoneum auf Höhe der geplanten Resektionsgrenze mit dem Monothermiemesser. Nun durchstößt man das Mesenterium zwischen (!) den radiär verlaufenden arteriellen Ästen mit zwei Mosquitoklemmchen (die dann portionsweise parallel zum Darmrohr gesetzt werden) und durchtrennt es dazwischen mit einer Präparierschere. Im Anschluss erfolgt das Ligieren des Mesenteriums mit Ligaturen der Stärke 3/0. So wird vorgegangen bis das zu resezierende Darmstück abgesetzt ist.

Das Präparat kann nun abgegeben werden (Abb. 8.3)

Abb. 8.3 Skelettieren des
Dünndarmmesos

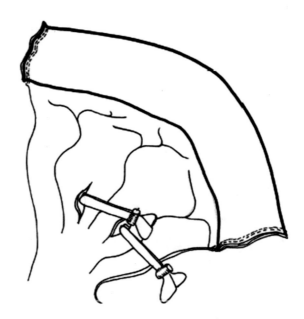

8.4.3 Kontinuitätswiederherstellung

Vor der Kontinuitätswiederherstellung musst du die gute Durchblutung der zu
anastomosierenden Darmenden überprüfen. Dies ist der Fall, wenn das Gewebe rosig erscheint.
Im Zweifel, bei livider Verfärbung des Gewebes, sollte zwingend nachreseziert werden.

Im Anschluss erfolgt die Kontinuitätswiederherstellung der Dünndarmenden durch eine
Naht. Dies ist auf unterschiedliche Art und Weise möglich. Grundsätzlich ist zwischen einer
Handnaht und einer maschinellen Anastomose zu unterscheiden. Die Handnaht kann ein-/
mehrreihig, fortlaufend sowie in Einzelknopftechnik erfolgen. Die Kontinuitätswieder-
herstellung kann isoperistaltisch, anisoperistaltisch und als End-zu-End-, End-zu-Seit- oder
Seit-zu-Seit-Anastomose durchgeführt werden. Bei einer Handanastomose ist sowohl die
Verwendung von monofilem als auch geflochtenem Nahtmaterial möglich.

Soll eine End-zu-End-Anastomose genäht werden, sind kongruente Darmlumina
erforderlich. Bei Inkongruenz kann das kleinere Lumen mit dem monopolaren Stichel
angeschrägt werden. Bei Wahl einer Seit-zu-Seit- bzw. End-zu-Seit-Anastomose muss eine
Blindsackbildung unbedingt vermieden werden (Abb. 8.4).

Die Art und Weise der Anastomosentechnik wird häufig klinikintern festgelegt. Hinsichtlich der Komplikation einer Anastomoseninsuffizienz gibt es keine Studie, die eine
bestimmte Nahttechnik bzw. ein bestimmtes Nahtmaterial als überlegen zeigt.

Hier wird die einreihige, fortlaufende Handnaht mit einem monofilen Faden der Stärke
4–0, einer Länge von 70 cm und doppelter Armierung (d. h. an beiden Fadenenden befindet

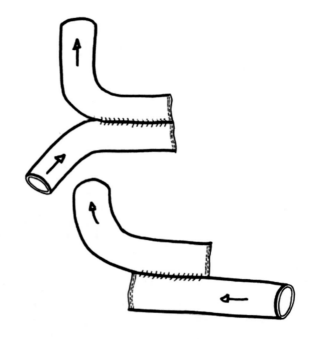

Abb. 8.4 Iso- bzw.
anisoperistaltische Seit-zu-
Seit-Anastomose

sich eine Nadel) als Seit-zu-Seit-Anastomose gewählt. Ob diese nun iso- oder aniso-peristaltisch erfolgt wird in Abhängigkeit von der besten Lage/Position der über die Meso-wurzel aufgehängten Darmschlingen entschieden.

Man positioniert zunächst den mobilen Dünndarm derart, dass die zu anastomosierenden Darmanteile locker und spannungsfrei, ohne Verdrehung des Mesos, einander gegenüberliegen und ein Nähen auf den Operateur zu möglich ist.

Nun erfolgt antimesenterial über eine Strecke von circa 2 cm die Inzision der Darm-wand mittels des monopolaren Stichels. Im Anschluss muss zwingend eine sorgfältige Blutstillung im Bereich der Mukosa der Darmwandinzision erfolgen. Dies ist gut mittels einer bipolaren Pinzette möglich. Nur sticht man in einem Winkel von circa 90° zur Darmwand serosubmukös in die Ecke eines der beiden Darmenden (außen innen) und das zweite Darmende in gleicher Technik (innen außen) auf der dem Operateur abgewandten Seite. Der Faden wird nun so weit durchgezogen, dass von der gestochenen Ecke aus beide Fadenanteile gleich lang sind. Der nun linksseitig gelegene Fadenanteil wird mit einem armierten Mosquitoklemmchen gesichert (da er später zur Naht der Vorderwand benötigt wird und durch die Armierung des Klemmchens eine Beschädigung des Fadens vermieden wird) (Abb. 8.5).

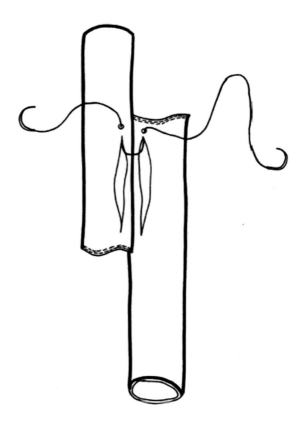

Abb. 8.5   Stechen der dem
Operateur abgewandten Ecke
der Anastomose

Abb. 8.6 Jammerecke der
Anastomose

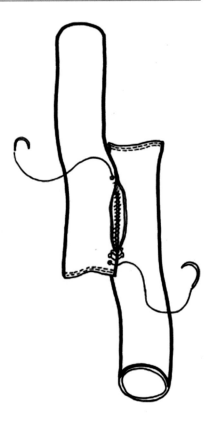

Nun Beginn der fortlaufenden Hinterwandnaht serosubmukös mit dem rechtsseitig gelegenen Fadenanteil in einem Abstand von circa 3–5 mm. Die fortlaufende Naht der Rückwand erfolgt nun über die sogenannte Jammerecke bis auf die Vorderwand (Abb. 8.6).

Nun wird dieser Fadenanteil angeklemmt und mit dem verbliebenem linksseitig gelegenen Fadenanteil in gleicher Technik die Vorderwand genäht. Ist dies erfolgt, wird der Faden mit 5 chirurgischen Knoten geknüpft und abgeschnitten. Die Anastomose wird nun inspektorisch auf Suffizienz der Naht, guter Durchblutung der Darmwand und palpatorisch auf eine ausreichende Weite überprüft.

Zur Vermeidung einer Hernierung anderer Dünndarmanteile, im Bereich des durch die Anastomosierung der Darmenden entstandenen Mesoschlitzes, wird dieser nun noch durch mehrere Nähte (in Einzelknopftechnik oder durch Z-Nähte unter Verwendung von einem monofilen oder auch geflochtenen Faden der Stärke 3/0) verschlossen. Hierbei solltest du darauf achten nur den peritonealen Überzug zu stechen um ein Hämatom bzw. einen Verschluss der zarten Mesogefäße zu vermeiden (Abb. 8.7).

Deine Dünndarmresektion einschließlich der Kontinuitätswiederherstellung ist nun gemacht.

Abb. 8.7 Naht des
Mesoschlitzes

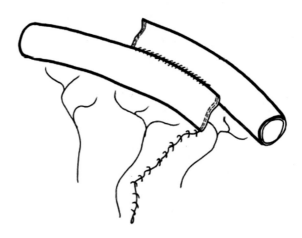

Weiterführende Literatur

Schwarz NT (2017) Allgemein- und Viszeralchirurgie. Intensivkurs zur Weiterbildung. 8. Aufl.
    2017. Thieme, Stuttgart
Kasakov LRW, Falck S (2018) Die ersten Eingriffe in der Allgemein- und Viszeralchirurgie. Eine
    praxisorientierte Anleitung. Springer, Berlin Heidelberg
Siewert (2001) Chirurgie. 7. Aufl. Springer, Berlin Heidelberg
Rehner M, Ostern HJ (1998) Chirurgische Facharztweiterbildung, Operationsatlas zu den
    geforderten Verfahren. Bd. 2.Thieme, Stuttgart

Konventionelle (offene) Ileozökalresektion

9

Stefan Maas

Inhaltsverzeichnis

9.1 Präambel

Die Ileozökalresektion erfolgt in der Regel bei benignen Veränderungen der Ileozökalregion, z. B. bei Morbus Crohn oder einer fortgeschrittenen Appendizitis mit Beteiligung des Zökalpols. Auch bei großen, endoskopisch nicht abtragbaren Polypen dieser Region kann eine Ileozökalresektion ausreichend sein, wenn du sicher bist, dass eine Hemikolektomie rechts nicht nötig ist. Bei einer Low-risk-Situation (G1, G2 sowie L0 V0) soll auf eine onkologische Nachresektion verzichtet werden, auch wenn ein R0 entfernter Polyp ein pT1-Karzinom aufweist. Eine radikale chirurgische Behandlung wäre entsprechend der deutschen S3-Leitlinie kolorektales Karzinom zum Beispiel in einer High-risk-Situation (G3, G4 und/oder L1 V1) erforderlich.

Du resezierst, abhängig vom Ausmaß der Veränderung, die letzten 5–10 cm des terminalen Ileums zusammen mit dem Zökum. Die Rekonstruktion erfolgt als End-zu-Seit- oder als Seit-zu-Seit Ileoaszendostomie.

S. Maas (✉)
Klinik für Allgemein,- Viszeralchirurgie, Bundeswehrkrankenhaus, Hamburg, Deutschland
E-Mail: stefanmaas@bundeswehr.org

© Springer-Verlag GmbH Deutschland, ein Teil von Springer Nature 2023
L. Kasakov et al. (Hrsg.), *Allgemein- und viszeralchirurgische Eingriffe im 3. und 4. Jahr,* https://doi.org/10.1007/978-3-662-62502-6_9

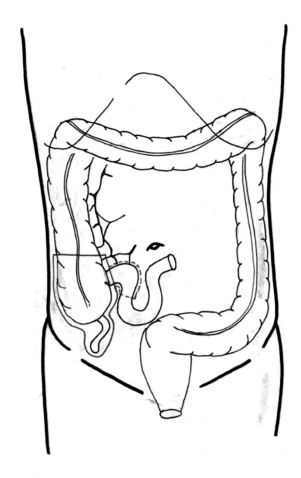

9.2   Vorbereitung und Aufklärung

Die Diagnostik im Vorfeld der Operation wird natürlich von der zugrunde liegenden Veränderung bestimmt. Sie beinhaltet in der Regel neben einem Routinelabor mit Gerinnung
eine Sonographie und die Koloskopie mit Biopsie. Selten werden heute noch radio-
logische Magen-Darm-Passagen angefertigt. Die Computertomographie hat hier deutliche Darstellungsvorteile.

Eine orthograde Darmspülung zur Vorbereitung des Patienten wird heute eher nicht
mehr gefordert. Wir führen eine perioperative Single-Shot-Antibiotikaprophylaxe mit
einem Cephalosporin Gruppe II und einem gegen Anaerobier wirksamen Antibiotikum
durch. Je nach ASA-Status des Patienten wird die Anästhesie einen ZVK und ggf. einen
Blasenkatheter und eine Magensonde legen.

Im Aufklärungsgespräch solltest du neben einer Erweiterung des Eingriffs (zur Hemikolektomie rechts) die Verletzung von rechtem Ureter, der Testikular- bzw. Ovarialgefäße und des Duodenums ansprechen. Anastomoseninsuffizienzen sind mit weniger als 2 % selten. Im Rahmen einer Anastomoseninsuffizienz stellt die Peritonitis eine schwere Komplikation dar. Wundinfektionen kommen in weniger als 10 % der Fälle vor. Eine Anastomosenstenose kann als Spätfolge eintreten.

9.3 Instrumentarium und Lagerung

Für eine Ileozökalresektion ist in der Regel ein Abdomengrundsieb ausreichend. Spezielle Rahmensysteme oder Zusatzinstrumente benötigst du meist nicht. Ein flexibler Wundschutzretraktor kann dir helfen, die Laparotomiewunde offen zu halten. Für die Resektion spart ein GIA-Klammernahtgerät (75 mm) mit zwei blauen Magazinen OP-Zeit.

Die Operation erfolgt in Rückenlage mit ausgelagerten Armen. Da der 2. Assistent (falls vorhanden) mit dem Operateur zusammen auf der rechten Seite des Patienten steht, kann hier der Platz eng werden. Wir verzichten deshalb in Absprache mit der Anästhesie gern auf die Auslagerung des rechten Arms. Das verschafft dir Platz.

9.4 OP-Schritte bei der konventionellen Ileozökalresektion

Wir bevorzugen eine quere Unterbauchlaparotomie rechts. Dafür machst du den Hautschnitt fast waagerecht im rechten Unterbauch auf ca. 10–12 cm Länge im Verlauf der Lenzmann-Linie (gedachte Verbindungslinie zwischen der linken und rechten Spina iliaca anterior superior). Achte darauf, dass du lateral nicht zu nah an die Darmbeinschaufel heranreichst, 4–5 cm Abstand sollten bestehen. Du bekommst sonst zum Ende des Eingriffs Probleme mit dem Bauchdeckenverschluss. Die genaue Technik haben wir in „Die ersten Eingriffe in der Allgemein- und Viszeralchirurgie" im Kap. 9 beschrieben.

Steht dir ein Wundschutz/Retraktor zur Verfügung, kannst du ihn nun einsetzen. Du verschaffst dir einen Überblick auf die Region. Da sich das Resektionsausmaß auf das Darmrohr beschränkt, ist eine darmwandnahe Präparation absolut ausreichend. Diesen Umstand solltest du gern nutzen, weil eine darmwandfernere und damit zentralere Präparation das Risiko von Verletzungen von Nachbarstrukturen wie Ureter, Testikular- bzw. Ovarialgefäßen und Duodenum erhöht. Zudem kann bei abgangsnaher Absetzung der Darmgefäße, insbesondere der A. ileocolica, die Durchblutung des Darmabschnitts derart eingeschränkt sein, dass das Risiko für Anastomoseninsuffizienzen steigt.

9.4.1 Präparation

Lass deinen 1. Assistenten die Ileozökalregion leicht nach medial und kaudal verlagern, sodass das Mesenterium von lateral gut sichtbar wird. Nach einer semi-
zirkulären Inzision des Peritoneums (am Dünndarm begonnen bis Zökum) kannst du das
spinnenfädenartige Gewebe scharf oder stumpf präparieren. Bald ist der Ileozökalbereich
ausreichend mobil. Den Ureter, Ovarial- und Testikulargefäße siehst du bei der nicht
onkologischen Präparation in der Regel nicht.

Dann werden die Resektionsgrenzen festgelegt. Das Ausmaß des resezierenden
Darmanteils ist natürlich vom Befund abhängig – die Ausprägung der (peri)typhlitis-
chen oder Crohn-spezifischen Entzündung an der Serosa lässt sich mit dem bloßen Auge
erkennen. Bei zökalen Polypen bist du gut beraten, den Endoskopiebericht sorgfältig
zu lesen, um die Lage einschätzen zu können. Denn oft kannst du den Polypen durch
den Darm hindurch nicht ertasten. Den Darm setzt du mit einem GIA-Gerät ab (blaues
Magazin). Wir verwenden gern das 75 mm lange lineare Klammernahtgerät, weil man
damit auch breiter angelegte Dickdärme umfasst, sodass man sich ein weiteres Magazin
sparen kann.

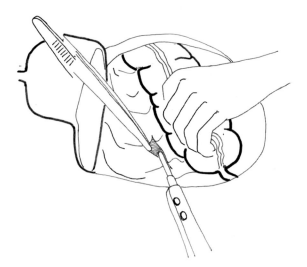

Nach dem Absetzen beider Darmanteile vollendest du die Präparation des Mesenteriums:
Schneide das mediale Peritonealblatt vorsichtig mit einer Schere ein, setze die
Gefäßstrukturen des Mesenteriums zwischen Overholt-Klemmen ab und ligiere sie. Bei
einer tubulären Resektion sind normalerweise keine Umstechungsligaturen erforderlich.

Der resektive Teil der Operation ist nun abgeschlossen. Vergiss nicht, das Resektat der
Pathologie zu übergeben.

Bei der Rekonstruktion musst du dich entscheiden, ob du eine Seit-zu-Seit- oder eine
End-zu-End-Anastomose anlegen möchtest.

Aus unserer Sicht hat die Seit-zu-Seit-Anastomose einige Vorteile: Du hast das Problem des Lumenausgleichs nicht, du kannst die Klammernähte am Absetzungsrand belassen, und du kannst die Anastomose ausreichend weit anlegen, um Anastomosenstenosen vorzubeugen.

9.4.2 Seit-zu-Seit-Anastomose

Adaptiere die Darmschenkel antimesenteriell und isoperistaltisch. Am Colon ascendens wählst du die Taenia libera coli. Sichere dies mit drei Haltenähten. Wir verwenden dazu einen geflochtenen resorbierbaren Faden der Stärke 3/0 oder 4/0 oder eine monofile (spät-)resorbierbare Naht der Fadenstärke 4/0.

Die äußeren Haltenähte sollten nicht unmittelbar am Absetzungsbereich der Darmenden liegen, sondern gut 1 Zentimeter Abstand haben, um die Durchblutung hier nicht zu stören. Die Haltenähte sollten eine Gesamtstrecke von 5 cm umfassen.

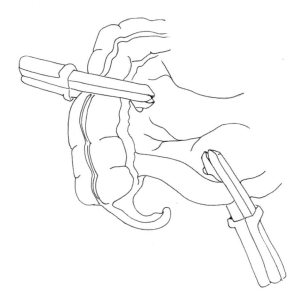

Damit unter der Anastomosennaht kein Stuhl aus dem Darm herausläuft, kannst du weiche Darmklemmen nutzen, die du mit ausreichend Abstand zum Nahtgebiet setzt. Dann eröffne die Darmwände auf gut 3–4 cm. Wir nehmen gern das Monopolargerät mit dem Nadelaufsatz. Hierbei musst du aber darauf achten, dass der Strom nicht zu lange auf das Gewebe einwirkt, um die thermische Wirkung nur auf den Schnitt zu begrenzen. Andere Operateure vermeiden hier deshalb bewusst den Einsatz von Strom, weil durch einen Schnitt mit dem Skalpell die Durchblutung der Darmwand besser beurteilt werden kann. Dein Assistent sollte mit dem Sauger „Gewehr bei Fuß" stehen, damit er austretenden Stuhl absaugen kann.

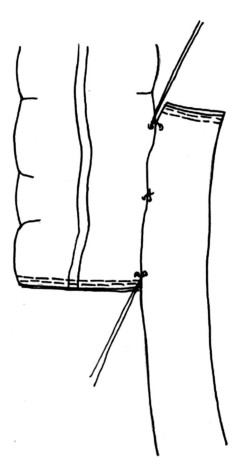

Die Einzelknopftechnik ist aktuell etwas aus der chirurgischen „Mode" geraten, ist jedoch sehr zuverlässig, nicht zuletzt, weil jede Naht bei Bedarf korrigiert werden kann. Es gibt die Überlegung, dass bei den Anastomosen an ödematösen Darmanteilen eine fortlaufende Naht nach Abschwellen „durchhängen" kann, was bei einer Einzelknopfnaht nicht passiert. Die Einzelknopfnaht ist bei Operationen vom Ösophagus bis zum Rektum und in der hepatobiliären Chirurgie etabliert. Noch ein Wort zur Stichtechnik: Beim Einstechen soll die Nadel senkrecht in die Serosa eintauchen und dann durch die Muskularis so ausstechen, dass der Stichkanal einem „L" ähnelt. Nutze dafür die Krümmung deiner Nadel für das atraumatische Nähen. Vermeide zu oberflächliche, zu flache Stiche und Hebelbewegungen mit dem Nadelhalter!

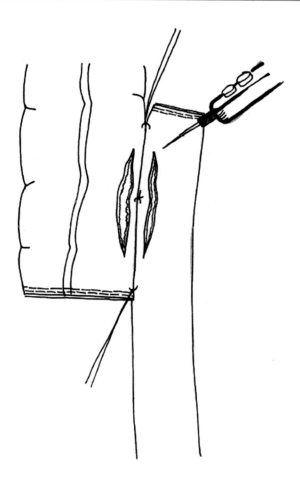

Beginnend an der kranialen Ecke nähst du zunächst die Hinterwand in Einzelknopftechnik, wobei du „viel Muskularis und wenig Mukosa" stichst. Auch serosubmuköse
Nähte sind erlaubt und werden von einigen Operateuren bevorzugt. Hier gibt es keine
endgültige Empfehlung. Wichtig ist, dass du atraumatisch und sauber stichst. Die Stiche
sollten etwa 4–5 mm Abstand zueinander haben. Zunächst werden die Ecknähte gelegt.
Knüpfe eine Seite und armiere den Faden mit dem Klemmchen. Lasse die andere Seite
ungeknüpft – im Falle eines Kaliberkonflikts kann man den Schnitt am Dick- oder Dünndarm um ein paar Millimeter verlängern. Die Ecknähte werden von innen (Mukosa)
nach außen (Serosa) und auf der korrespondierenden Seite dann von außen nach innen
gestochen, wobei die Stichführung in der Fortsetzung der Darmöffnungslinie verläuft.
Dann werden die Nähte der Hinterwand Schritt für Schritt in gleicher Weise gesetzt.

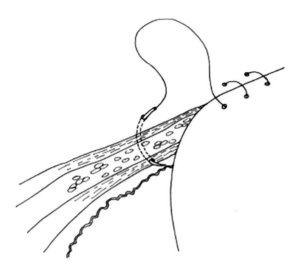

Nun gehst du an die Vorderwand. Die beiden Ecknähte werden V-förmig, diesmal von außen nach innen und gegenüberliegend von innen nach außen gestochen, wobei die mit Klemmen versehenen Haltefäden der Hinterwand innen bleiben. Das Klemmchen wandert auf den ersten Vorderwandfaden, den Hinterwandhaltefaden kannst du abschneiden. Nun wird die Vorderwand wie oben beschrieben Stich für Stich verschlossen. Lass die letzten 2 bis 3 Fäden zunächst ungeknüpft – das hilft dir, auch für die letzte Naht eine gute Sicht zu haben und sie sicher platzieren zu können.

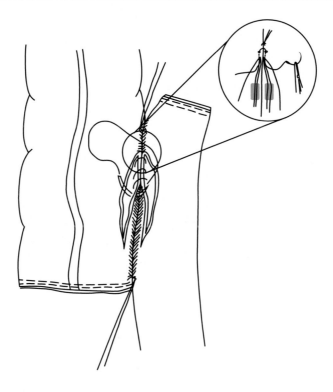

Du kannst die weichen Darmklemmen nun abnehmen – der Darm wird es dir danken. Zwischen Daumen- und Zeigefingerkuppe kannst du ohne Druckanwendung die Lumenweite kontrollieren.

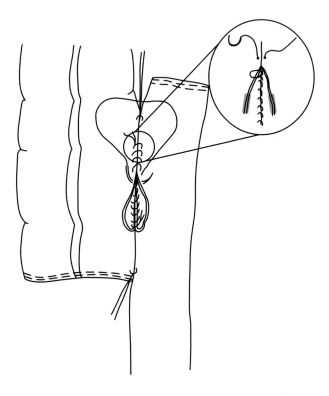

Abschließend ist noch der Mesenterialschlitz zur Vorbeugung innerer Hernien zu verschließen. Du kannst dasselbe Fadenmaterial nutzen und hast freie Wahl, dies fortlaufend oder ebenfalls in Einzelknopftechnik zu erledigen.

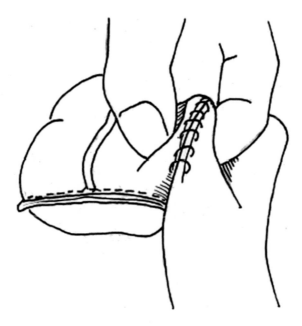

9.4.3 End-zu-Seit-Anastomose

Diese Art der Anastomose ist ebenfalls gut für die Wiederherstellung der Darmkontinui-
tät nach einer Ileozökalresektion geeignet. Für die Naht musst du vorher die Klammernahtreihe am terminalen Ileum resezieren. Das machst du mit dem Monopolargerät mit
Nadelaufsatz oder dem Skalpell. Damit kein Stuhl aus dem geöffneten Darm läuft, hast
du die Passage wieder mit den weichen Darmklemmen passager unterbrochen.

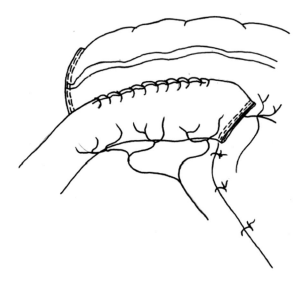

Die Anastomose kann selbstverständlich auch in Einzelknopftechnik angefertigt werden. Zur Komplettierung der Techniken beschreiben wir hier aber die fortlaufende Naht. Eine zirkumferente Naht mit einem doppelarmierten Faden erfordert etwas mehr Übung, weil hier die Gefahr besteht, dass man entweder durch zu viel Zug primäre Stenosen produziert oder durch eine zu lockere Naht Insuffizienzen begünstigt.

Wir empfehlen, diese Anastomose mit zwei Fäden anzufertigen. Als Nahtmaterial verwenden wir das gleiche Nahtmaterial wie bereits oben beschrieben, nur als langen Faden. Verwende wieder weiche Darmklemmen, damit während der Anastomosennaht kein Stuhl aus den Darmschenkeln läuft. Entferne die Klammernahtreihe am terminalen Ileum mit dem Monopolarskalpell oder einer Schere. Wähle einen Bereich des Colon ascendens mit 3 bis 4 cm Abstand von der Klammernahtreihe und eröffne die Tenia libera. Die Öffnung soll dem Durchmesser des Ileumlumens entsprechen. Dann adaptiere die Anastomosenpartner, wobei du darauf achtest, dass das Ileum nicht torquiert ist. Zunächst wird wieder die Hinterwand genäht. Beginne dazu mit der ersten Naht am Eckpunkt der Zökuminzision mit einem Stich von innen nach außen und am korrespondierenden Partner von außen nach innen. Knüpfe den Faden so, dass der nadeltragende Teil des Fadens lang bleibt, um die Naht fortzusetzen. Das kürzere Ende armierst du mit einem Klemmchen. Es wird so zum Haltefaden. Die Naht wird nun bis zum Erreichen des Endpunkts der Koloninzision in oben beschriebener Weise fortgesetzt. Es ist hilfreich, wenn dein Assistent den Faden mit einer Pinzette auf Spannung hält, damit ein Hin-und-Hergleiten des Fadens durch das Gewebe vermieden wird. Achte darauf, dass er den Faden nicht zu sehr anzieht, weil ansonsten das Gewebe zusammengezogen wird und deshalb die Anastomose zu sehr einengt und dieser „Ziehharmonikaeffekt" Insuffizienzen provoziert. Knüpfe den Faden, armiere ihn mit einem Klemmchen zum Haltefaden, und die Hinterwand ist bereits fertig.

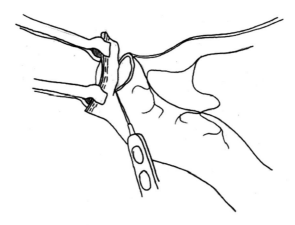

Für die Vorderwand beginnst du wieder am Eckpunkt, nur stichst du diesmal von außen nach innen und am Anastomosenpartner von innen nach außen. Du knüpfst den Faden wieder so, dass das längere Ende weiter für die Naht zur Verfügung steht. Den Hinterwandhaltefaden kannst du nun abschneiden und das Klemmchen für die Vorderwand nutzen. Analog zur Hinterwand nähst du nun die Vorderwand, bis du die Zirkumferenz geschlossen hast. Bevor du den Faden knüpfst, schneidest du den Hinterwandhaltefaden ab und achtest dabei darauf, dass sein Ende nicht aus der Naht herausragt. Abschließend schneidest du die letzten Haltefäden ab und kontrollierst mit Gefühl zwischen Daumen und Zeigefinger die Anastomosenweite.

Denke auch bei dieser Anastomose daran, den Mesenterialschlitz zu verschließen. Abschließend erfolgt eine quadrantenweise Spülung des Abdomens mit steriler, angewärmter Ringer- oder Kochsalzlösung. Die Anlage einer Drainage ist fakultativ und sicherlich von der Ausprägung der Entzündung, den technischen Gegebenheiten und der Menge an Spülflüssigkeit abhängig. Die „Hausphilosophie" spielt da auch eine Rolle. Wir legen in der Regel eine Drainage ein.

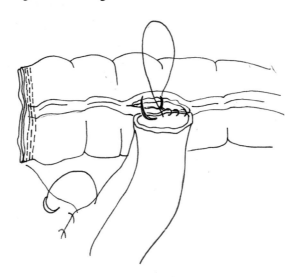

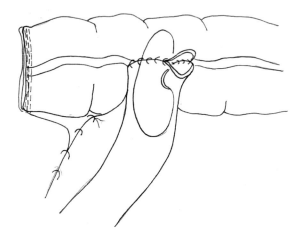

Der Bauchdeckenverschluss erfolgt wie in unserem ersten Buch der Reihe („Die ersten Eingriffe in der Allgemein und Viszeralchirurgie") in Kap. 9 beschrieben.

9.5   Nachbehandlung

Solltest du präoperativ eine Magensonde eingelegt haben und konntest dich zum Ende der OP nicht entschließen, diese zu entfernen, kann sie sicher spätestens am 1. postoperativen Tag gezogen werden. Eine eingelegte abdominelle Drainage kann in der Regel nach 2–4 Tagen entfernt werden.

Eine Fortsetzung der Antibiotikatherapie ist abhängig vom Ausgangsbefund. Etwa 6 Stunden postoperativ kann der Patient schluckweise trinken, ein Kostaufbau kann ab dem 1. postoperativen Tag begonnen werden und sollte sich der einsetzenden Darmtätigkeit anpassen. Neigt der Patient zu Obstipationen, können gegebenenfalls ein Klysma oder Einlauf bzw. orale Laxanzien verordnet werden. Hilfreich ist hier auch eine frühzeitige Mobilisation des Patienten. Hautfäden können in der Regel am 10. postoperativen Tag gezogen werden.

Weiterführende Literatur

Breitner (2008) Chirurgische Operationslehre, 2. Aufl. Elsevier GmbH, Urban & Fischer, München
Furst A, Schwandtner O (2007) Operative Technik bei chronisch-entzündlichen Darmerkrankungen. Visceralchirurgie. Thieme, Stuttgart
Germer C-T, Keck T, Grundmann RT (2018) Evidenzbasierte Visceralchirurgie maligner Erkrankungen. Springer, Heidelberg
Kasakov L, Rost W, Falck S (2018) Die ersten Eingriffe in der Allgemein- und Visceralchirurgie. Springer, Heidelberg

Kremer K, Schumpelick V, Hierholzer G (1992) Chirurgische Operationen. Thieme, Stuttgart

Reutter K-H (2017) Chirurgie essentials: Intensivkurs zur Weiterbildung Allgemein- und Visceral-chirurgie. Thieme, Stuttgart

Schumpelick V (2013) Operationsatlas Chirurgie. Thieme, Stuttgart

Siewert JR, Rothmund M, Schumpelick V (2006) Praxis der Visceralchirurgie – Gastroentero-logische Chirurgie. Springer, Heidelberg

Siewert JR, Stein HJ (2012) Chirurgie. Springer, Heidelberg

„Konventionelle" Sigmaresektion

10

Gregor A. Stavrou und Kiryl Kliuchanok

Inhaltsverzeichnis

10.1   Einleitung

Die zwei häufigsten Indikationen zur Sigmaresektion sind ein Tumorleiden und die Divertikulitis/Divertikulose mit rezidivierenden Schüben mit Symptomen.

Die Operationsindikation bei der rezidivierenden unkomplizierten Divertikulitis richtet sich nach der aktuellen S2k-Leitlinie (in Überarbeitung) – bei jungen Patienten unter 50 Jahren besteht im Vergleich zu älteren Patienten kein erhöhtes Rezidiv- oder

G. A. Stavrou (✉)
Allgemein- und Viszeralchirurgie, Chirurgische Onkologie, Klinikum Saarbrücken, Saarbrücken, Deutschland
E-Mail: gstavrou@klinikum-saarbruecken.de

K. Kliuchanok
Klinik für Koloproktologie Stiftungs Klinikum PROSELIS, Prosper-Hospital, Recklinghausen, Deutschland
E-Mail: kirill.kluchenok@proselis.de

© Springer-Verlag GmbH Deutschland, ein Teil von Springer Nature 2023
L. Kasakov et al. (Hrsg.), *Allgemein- und viszeralchirurgische Eingriffe im 3. und 4. Jahr,* https://doi.org/10.1007/978-3-662-62502-6_10

Komplikationsrisiko, sodass die Indikation zur elektiven Sigmaresektion nicht generell bereits nach dem ersten Schub gestellt werden sollte (S2k Leitlinie Divertikelkrankheit).

Die Resektion bei einem Karzinom im Sigma folgt den onkologischen Radikalitätsprinzipien mit radikulärer Unterbindung der Gefäße und No-touch-Technik. Vor einer Resektion sollte ein komplettes Staging erfolgen, sodass ein klinisches TNM (cTNM) erstellt werden kann. Patienten im fortgeschrittenen UICC-Stadium müssen vor einer Therapie im Tumorboard besprochen werden.

Insbesondere in der metastasierten Situation ist die Behandlungsstrategie komplex und die Darmresektion ist nicht immer unbedingt die erste Priorität.

Die Präparation bei Divertikulitis/Divertikulose sollte in Anlehnung an eine onkologische Operation erfolgen, da diese wesentlich schichtgerechter und damit auch einfacher ist. Im Einzelfall kann bei der Divertikulitis auch darmwandnah reseziert werden. Aufgrund der Standardisierung solcher Eingriffe ist ein gleichartiges Vorgehen aber wünschenswert.

Grundsätzlich muss man festhalten, dass in der heutigen Zeit die offene Sigmaresektion die Ausnahme darstellen sollte. Es gibt nur sehr wenige Gründe, die Operation nicht laparoskopisch durchzuführen – z. B. ausgedehnte Verwachsungen nach Voroperationen. Auch bei perforierter Divertikulitis ist in den meisten Fällen die laparoskopische Operation gut möglich. Daher wird heute eine offene Sigmaresektion auch eher nicht zu den Ausbildungsoperationen gehören, da vorwiegend hochkomplexe Fälle operiert werden. Die laparoskopische Sigmaresektion ist allerdings künftig als Ausbildungseingriff gut geeignet. Daher zielt unsere Beschreibung des operativen Vorgehens darauf ab, ein standardisiertes Vorgehen auch für die offene OP darzulegen, das genauso in die Laparoskopie übertragen werden kann.

10.2   Präoperative Planung/Vorbereitung

Der Grundstein zum guten chirurgischen Outcome wird vor dem Anfang der Operation gelegt. Detaillierte Anamnese und körperliche Untersuchung sind wegweisend, besondere Aufmerksamkeit ist jeglichen obstruktiven Symptomen und dem Nachweis von palpablen Tumoren zu schenken. Der Patient sollte sorgfältig nach bestehenden Symptomen von Stuhlinkontinenz gefragt werden, diese können durch die Operation bedingt durch geänderte Stuhlkonsistenz und -volumina negativ beeinflusst werden. Die digitale Untersuchung des Sphinktertonus kann eine Muskelschwäche ausschließen. Sollten hier auffällige Befunde erhoben werden, haben diese Einfluss auf das operative Vorgehen und die Entscheidung über eine Anastomosierung.

Bei Karzinomen ist ein Tumorstaging mit CT Abdomen/Becken/Thorax zur OP notwendig. Auch wenn die Leitlinie nur eine Thoraxröntgenaufnahme empfiehlt und die Lebersonographie theoretisch ausreichend ist, sollte das Staging einmal am Anfang komplett sein, damit der Patient im Verlauf besser beurteilt werden kann und man sichergeht, kein UICC-4-Stadium zu übersehen. Der Koloskopiebefund, insbesondere die Höhenlokalisation des Tumors, sollte mit dem Endoskopiker nochmals besprochen werden – bei Unklarheiten oder kleinen Tumoren empfiehlt sich die präoperative Tusche-markierung.

Es lohnt sich, die Gefäßanatomie anhand der Bildgebung präoperativ zu visualisieren, um anatomische Varianten zu erkennen und den individuellen Situs bereits vor der OP zu kennen.

Eine mechanische Darmvorbereitung wird in der aktuellen Literatur kontrovers dis-kutiert. Die Zweckmäßigkeit dieser Prozedur liegt in der Reduktion der Menge von fäkaler Masse und damit der bakteriellen Kolonisation. Theoretisch kann so die Rate von postoperativen Komplikationen wie Anastomoseninsuffizienz oder Wundinfektion gesenkt werden, außerdem werden die Präparation erleichtert und die endoskopische Evaluation gewährleistet.

Dagegen spricht, dass mit einer rationalen Verwendung von intravenösen und oralen prophylaktischen Antibiotika die Darmspülung nicht mehr gerechtfertigt ist, da sie Elektrolyt- und Flüssigkeitsverschiebungen in der präoperativen Periode auslösen kann. Aktuelle Daten zeigen, dass die Darmflora unwesentlich durch die Darmvorbereitung reduziert wird (Jung et al. 2010).

Eine große Metaanalyse von 36 Studien über 21.568 Patienten zeigte (Katie 2018), dass die präoperative Darmvorbereitung vs. überhaupt keine Vorbereitung nicht mit einer erhöhten Inzidenz von Anastomoseninsuffizienzen oder Wundinfektionen, intra-abdomineller Abszessbildung, Reoperation, erhöhter Verweildauer oder Mortali-tät assoziiert wurde. Es wurde empfohlen, die präoperative Darmvorbereitung nicht routinemäßig zu nutzen.

Da wir aktuell nicht genau wissen, ob die Darmvorbereitung wirklich vorteilhaft ist, sollte ihr Einsatz mit Augenmaß erfolgen – es bietet sich an, einen eigenen Klinik-standard dazu zu erarbeiten, angepasst an das lokale Patientenklientel, und diesen dann auch für alle Patienten konsequent umzusetzen.

10.2.1 Notwendiges Instrumentarium

Laparotomiesieb, insbesondere Pinzetten und Scheren verschiedener Länge, feine Overholt-Klemmen verschiedener Länge, Bipolar und Monopolar (idealerweise mit Spatel), Retraktor oder wahlweise reiner Einmalwundretraktor, ggf. HF-Device (ein ultraschallbasiertes Device ist in der Kolorektalchirurgie zu bevorzugen, es kann aber auch ein bipolares Versiegelungsinstrument verwendet werden), Klammernahtgeräte (GIA, „Curved Cutter", CEEA-Stapler), dazu Bougies und Tabaksbeutelklemme.

Nahtmaterial: Ligaturen Stärke 3/0 oder 4/0, monofile Naht 4/0 (nicht resorbierbar), ggf. 5/0, ggf. monofile Naht (resorbierbar) 4/0 für Übernähungen/Darmnähte. Optimal ist eine Videorektoskopie zur Abschlusskontrolle.

10.2.2 Lagerung

Gelagert wird der Patient in der klassischen Steinschnittlagerung, wir lagern dabei den rechten Arm des Patienten am Körper an. Dann kann neben dem Operateur ein weiterer Assistent problemlos stehen (z. B. auf einer Stufe) und mithelfen. Wenn gewünscht, kann man dieses Setting auch je nach Schule von den Seiten her tauschen. Ein Arm sollte aber angelagert sein, um den Komfort für die Chirurgen und Assistenten zu erhöhen. Den Arm gut einpacken, insbesondere bei den Beinen den Bereich des Peroneusnervs gut abpolstern und locker lagern – Lagerungsschäden dürfen auf keinen Fall auftreten! Es ist darauf zu achten, dass der Patient an der Kante des Tisches gelagert wird, sodass man von rektal Zugang hat. Intraoperativ bietet es sich an, ähnlich wie bei der Laparoskopie den Tisch moderat kopftief und in Rechtsseitenlage zu positionieren.

Präoperativ wird standardmäßig eine Single-Shot-Antibiotikagabe verabreicht, diese sollte in einem Zeitfenster 60–30 min vor dem Schnitt appliziert sein. Denke an das Team-Timeout vor dem Schnitt!

10.3 Operationstaktik

Es gibt prinzipiell 2 unterschiedliche Ansätze in der Präparation. Klassischerweise wird in der offenen Chirurgie der laterale Zugang zum Sigma gewählt, da dies auf den ersten Blick der einfachere Weg ist. Wir haben inzwischen auf den sogenannten „medial approach" auch bei der offenen Chirurgie umgestellt, um das Vorgehen im Hinblick auf die Laparoskopie zu standardisieren – bei der laparoskopischen (Standard-)Operation ist der „medial approach" der bevorzugte Weg. Der Vorteil des medialen Zugangs ist eine deutlich bessere Darstellung der anatomischen Schichten, die vielleicht etwas zeitaufwendiger ist, sich aber aus operationstaktischen und onkologischen Gründen genauso wie aus Gründen des Teachings lohnt.

10.4 Operation

Als Zugang empfiehlt sich die mediane Laparotomie (siehe Kap. 9 im Bd. 1). Diese wird unter Linksumschneidung des Nabels durchgeführt und der Bauch schichtweise eröffnet.

Nach erfolgter Laparotomie wird der Retraktor eingeführt (ggf. „self-retracting wound protector" oder konventioneller Retraktor nach Umlegung der Wunde mit Bauchtüchern), dies erlaubt den Schutz der Wundränder und die Exposition.

Das Dünndarmpaket wird in den oberen rechten Quadranten verschoben und in feuchte warme Bauchtücher eingewickelt, die Treitz-Flexur wird exponiert.

Wenn man jetzt den Assistenten das Kolon nach lateral und kranial aufspannen lässt, kann man die V. mesenterica inferior nach der Inzision des Peritoneums posterior zu diesem Gefäß ausgehend von der Treitz-Aufhängung gut identifizieren (ein Strang, der sich aufspannt). Dabei wird auch der Pankreasunterrand dargestellt. Bei einer Karzinomoperation kann nun eine einfache Ligatur der Vene am Pankreasunterrand erfolgen, sie sollte zu diesem Zeitpunkt noch nicht abgesetzt werden, da sie hilfreich ist, um die Schichten aufzuhalten für die weitere Präparation. Das Peritoneum wird dann weiter entlang der Aorta in Richtung Promontorium oberflächlich gespalten. Der Assistent soll dabei am Darm einen Zug nach oben und links aufrechterhalten, so gehen die Schichten gut auf. Man kann entweder mit der Schere, dem monopolaren Spatel oder einem Device präparieren – probiere verschiedene Varianten aus. Grundsätzlich sollte gelten: eine Klinik, eine Technik (Abb. 10.1).

Als nächster Schritt erfolgt die Freilegung der Gerota-Faszie (Fascia renalis) nach lateral bis zur Bauchwand. Die Präparationsebene wird nach kaudal verlängert. Der Trick ist, immer am Oberrand der peritonealen Inzision in kleinen Schritten zu präparieren – so lassen sich die Schichten problemlos voneinander trennen. Dadurch, dass die Vene noch nicht durchtrennt ist, spannt sich das Meso nach oben wie ein Zelt auf, und man kann die Gerota-Faszie und die Toldt-Linie (die sogenannte „white line") identifizieren. Die anatomischen faszialen Verhältnisse sind in der aktuellen Literatur leider nicht einheitlich beschrieben – dies ist praktisch aber nicht von Relevanz (Liang et al. 2019). Wenn man die korrekte Präparation anstrebt, schiebt man einfach die „white line" immer bei der Präparation nach kaudal ab. Ziel ist es, die avaskuläre Schicht zu treffen, mit der man das komplette Kolonmeso nach kranial hochpräparieren kann, so kann man nach lateral weiterpräparieren, bis man die Bauchwand findet, dann kann man für später hier ein kleines Bauchtuch platzieren. Ureter und autonome Nerven liegen per definitionem dorsal zur Dissektionsschicht (Abb. 10.2).

Nun wird der Abgang der A. mesenterica inferior sicher palpatorisch identifiziert. Das Peritoneum wird dann bis zum Promontorium weiter gespalten und der retrorektale Raum eröffnet (die von R.J. Heald wiederentdeckte sogenannte „holy plane" – also der

Abb. 10.1 Inzision des Mesosigmas

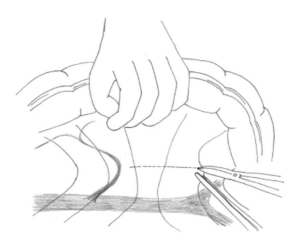

Abb. 10.2 Präparation
entlang der Toldt-Linie

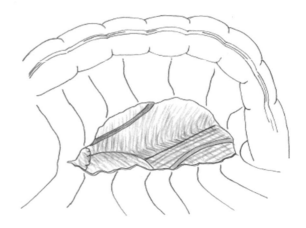

Raum, der sich zwischen präsakraler und mesorektaler Faszie befindet). So kann man auch den Ureter sicher identifizieren, der Ureter befindet sich bei Präparation dorsolateral der AMI (Abb. 10.3).

10.4.1 Cave: Ureter

Es gibt mehrere Stellen, an denen man den Ureter sicher identifizieren kann. Die erste ist auf dem Niveau der A. rectalis superior, wenn der Zugang zum Retroperitoneum auf der Ebene des Promontorium gemacht wird. Er liegt immer auf dem M. iliopsoas und verläuft parallel zu den spermatischen/ovarialen Gefäßen. Wenn das nicht gelingt, kann die auf dem Niveau der V. mesenterica initiierte Präparationsebene nach kaudal fortgesetzt werden, bis man den etablierten Zugang auf dem Niveau des Promontoriums erreicht. Wenn der Ureter auch dann nicht sicher identifiziert werden kann, muss man

Abb. 10.3 Anatomie

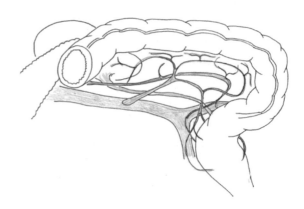

daran denken, dass man vielleicht „eine Schicht zu tief präpariert hat und der Ureter mit dem Kolonmeso zum Präparat hingeschlagen wurde. Kommt man so nicht weiter, bietet es sich an, die Kolonmobilisation in einen „lateral approach" umzuwandeln – das heißt also, das Kolon im Bereich des Sigmas von lateral von der Bauchwand abzupräparieren. Eine Mobilisation des Ureters selbst sollte man vermeiden. Eine iatrogene Verletzung des Ureters kann direkt (Durchtrennung, Ligatur, Koagulation, Abriss) oder indirekt (Ausbreitung von Hitze durch Koagulation oder ischämische Verletzung durch Präparation und Devaskularisation) erfolgen (Douissard et al. 2019). 78 % der Chirurgen mit mehr als 20-jähriger Erfahrung haben mindestens einmal eine iatrogene Verletzung verursacht – dies zeigt, dass die Prävention von großer Bedeutung ist. Hat man präoperativ anhand der Bildgebung oder Klinik den Eindruck (z. B. Infiltration oder unmittelbare Nähe zum Tumor, pathologischer Urinbefund), dass es schwierig werden könnte, den Ureter zu identifizieren, kann eine präoperative Ureterschienung mit einem Doppel-J-Katheter eingesetzt werden – in der Literatur ergibt sich dadurch aber keine Änderung in der Rate von Ureterverletzungen (Beraldo et al. 2013; Tsujinaka et al. 2008). Eventuell können neue Bildgebungstechniken (infrarot, ICG, Spektroskopie) die Sicherheit künftig erhöhen (Barnes et al. 2018).

10.4.2 Gefäßdurchtrennung

Nun wird die A. mesenterica inferior nach sicherer Identifikation des Ureters stammnah über Overholts abgesetzt. Dabei lohnt es sich, die Gefäßwand freizupräparieren, hier ist oft noch Bindegewebe oder lymphatisches Gewebe, welches man abpräparieren kann, vorhanden. Ziel ist es, möglichst nur das Gefäß selbst zu ligieren.

Bereits mit dem Setzen der Overholt-Klemme entscheidet man über eine suffiziente Ligatur. Achte darauf, den Overholt auf den Abgang des Gefäßes zu setzen – den Overholt Richtung Präparat kann man am Gefäß in Richtung distal schieben, sodass über dem zentralen Instrument ein möglichst großer Abstand entsteht. Dann durchtrennt man das Gefäß auf der Seite der Präparatklemme und nicht in der Mitte, um einen ausreichenden Überstand über der zentralen Klemme zu haben. Nun kann man die Arterie mit 3/0-Faden ligieren. Achte auf eine gute Knotentechnik mit gegenläufigen Knoten und führe den ersten Knoten zur Spitze des Overholts. Damit ist eine absolut sichere Ligatur möglich, wenn ausreichend Überstand der Arterie über der Ligatur vorhanden ist. Weitere Manöver wie eine Durchstechung oder zusätzliche Nähte sind nicht notwendig, ihnen wohnt vielmehr das Risiko einer Ablösung von Kalkbelägen in den Gefäßen inne, und sie sind somit potenziell riskant (Abb. 10.4).

Übe das Vorgehen bei einer Ligatur vorher ausreichend!

Jetzt kann auch die eventuell bereits einmal ligierte Vene am Pankreasunterrand zwischen 2 Overholt-Klemmen analog abgesetzt und ligiert werden.

Abb. 10.4 Arterie mit 2
Overholt-Klemmen

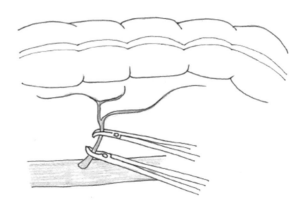

10.4.3 Fortsetzung der Präparation

Ab jetzt wird nun die weitere Präparation von lateral geführt, die entscheidende Präparation in den Schichten ist von medial erfolgt (Abb. 10.5). Colon sigmoideum und Colon descendens werden von lateral abgelöst, indem der Darm nach medial verlagert wird. Typischerweise erfolgt die Inzision auf dem Niveau vom Colon sigmoideum und wird dann zur linken Kolonflexur fortgesetzt. Achte auf die „white line‚" und präpariere weiter in der richtigen Schicht, die bereits vorgegeben ist. Man kann nach kranial meist schon das eingelegte Bauchtuch auf der Gerota-Faszie sehen.

Danach erfolgt die Abpräparation vom Omentum majus von der Mitte des Colon transversum nach links und das Eingehen in die Bursa omentalis. Die Bursa ist folgendermaßen begrenzt: Das Dach ist das Omentum, der Unterrand das Mesocolon transversum, der Oberrand die Magenhinterwand, am Boden liegt das Pankreas. Wenn man also das „Dach" Omentum vom Colon transversum abpräpariert und das Kolon

Abb. 10.5 Präparation von
lateral

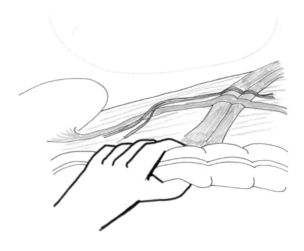

mit seinem Meso nach unten schiebt, eröffnet man schrittweise den gesamten Raum der Bursa. So kann man schrittweise viel leichter die linke Kolonflexur auslösen – manchmal ist es einfacher, zusätzlich von lateral auszulösen, indem retrokolische und splenokolische Verwachsungen von dort durchtrennt werden, man kann zwischen beiden Varianten auch hin und her wechseln. Das Mesenterium des Colon transversum darf dabei nicht beschädigt werden, da die Durchblutung nach der Resektion über eine Riolan-Anastomose gewährleistet wird. Das Auslösen der Flexur sollte immer komplett erfolgen, um später eine ausreichende Strecke für die Anastomose zu haben, man sollte darauf nicht verzichten, schon allein aus Gründen der Standardisierung.

Wenn die Präparation der Flexur schwierig ist, kann man diese auch von medial durchführen. Wenn man das Kolon hochschlägt und wieder an den Ausgangspunkt zurückkehrt, kann man nach Durchtrennen der V. mesenterica inferior den Pankreas-unterrand verfolgen und das ventrale Pankreas freilegen, bis man von dort die Bursa omentalis eröffnet.

10.4.4 Festlegen der distalen Resektionsgrenze

Ist die Flexur komplett mobil, kann der Darm nach kraniomedial gespannt werden, damit wird dann die letzte Phase der Präparation eingeleitet.

Von dorsal ist die „holy plane" eröffnet, lateral der Ureter und die iliakale Gefäßachse identifiziert. Jetzt wird das laterale Beckenbodenperitoneum eröffnet und somit das obere Rektum mit seinem Mesorektum sichtbar. Nun kann man die distale Resektions-grenze festlegen. Bei einer Tumoroperation beträgt der Sicherheitsabstand 5 cm vom Tumor proximal und distal (im Rektum 2 cm), bei der Divertikulitis sollte unterhalb des Promontoriums im oberen Rektum abgesetzt werden. Dazu muss die Darmwand im Absetzungsbereich freipräpariert werden, das geschieht durch die Spaltung des Mesos z. B. durch monopolare Präparation oder mit einem Device (Cave: Hitzeaus-breitung auf den Darm) oder durch Absetzen über Overholts und Ligaturen. Es ist für die Präparation und auch später für die Anastomose hilfreich, wenn das Rektum in der „holy plane" tiefer als für die Absetzung notwendig mobilisiert wird. Cave: Auf keinen Fall sollten dabei Nervengeflechte verletzt werden (Abb. 10.6).

Manchmal ist es notwendig, die Präparation bis weiter ins obere Rektum fortzusetzen, und zwar ventral zwischen mesorektaler Faszie und Denonvillier-Faszie, dann spricht man von einer hohen anterioren Resektion.

Im nächsten Schritt wird das Mesorektum auf dem Resektionsniveau bis zur Darm-wand gespalten im Sinne einer PME (partielle mesorektale Exzision), danach wird das Rektum mit einem Stapler abgesetzt. Hierfür eignen sich entweder das normale GIA (je nach Tiefe) oder, wenn die Präparationsebene im kleinen Becken liegt, sogenannte „curved cutter", die speziell dafür vorgesehen sind. Abschließend Austamponieren des kleinen Beckens mit einem kleinen Bauchtuch zur Komplettierung der Hämostase (Abb. 10.7).

Abb. 10.6 Eröffnung der
Peritoneums von rechts

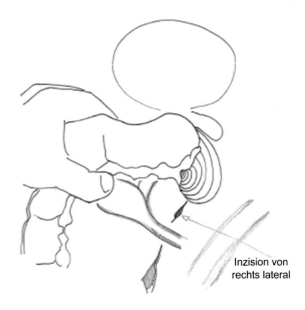

Inzision von
rechts lateral

Abb. 10.7 Aborale Absetzung

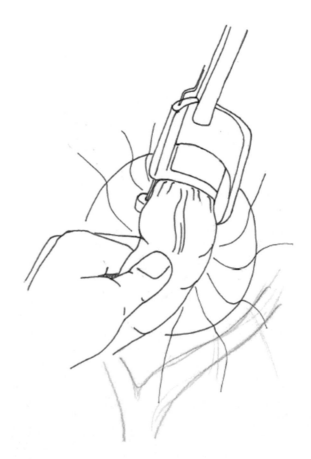

10.4.5 Festlegen der proximalen Resektionsgrenze

Grundsätzlich muss nun das freigelegte Mesokolon entlang des bereits freigelegten Truncus (zwischen abgesetzter Vene und Arterie) gespalten werden, dabei ist aber eine ausreichende Durchblutung des Restkolons notwendig. Zuerst wird palpatorisch die arterielle Arkade ca. 1 cm von der Darmwand entfernt geprüft (inkl. Riolan-Anastomose), die proximale Resektionsgrenze wird in diesem Schritt festgelegt. Es soll dabei beachtet werden, dass die geplante Anastomose spannungsfrei angelegt werden soll und das proximale Darmende problemlos ins Becken verlagert werden kann. Manchmal muss dafür der linke Ast der A. colica media durchtrennt werden – das ist nur möglich, wenn dadurch nicht die Riolan-Anastomose kompromittiert wird. Ein Trick ist, dass man, wenn man in diese Situation gerät, zuerst einmal mit einer Bulldog-Klemme vorab probiert, ob eine Durchtrennung eines Gefäßastes zu einer deutlichen Verschlechterung der Durchblutung an der Darmendstrecke führt, die dann anastomosiert werden soll. Eine andere Möglichkeit ist, Adhäsionen zwischen Colon descendens und Colon transversum, die häufig bestehen, zu lösen – oft ist die Flexur durch diese Verwachsungen zwischen dem Darm quasi wie ein Siphon gedoppelt – man kann durch das Lösen ohne weitere Probleme mehrere Zentimeter Strecke nach unten gewinnen. Das Meso wird schrittweise gespalten, sodass v. a. bei Tumoroperationen die maximale zentrale Radikalität bestehen bleibt. Die Arkade am Kolon wird nun durchtrennt, dabei ist es unabdingbar, die Durchblutung über die Riolan-Anastomose zu überprüfen. Dies gelingt am einfachsten durch das offene Absetzen der Arkade – kommt es zu einer spritzenden arteriellen Blutung, dann sollte die Anastomose gut heilen – ist das nicht der Fall, sollte die Resektionsgrenze soweit nach proximal verschoben werden, bis es zu einer ausreichenden Durchblutung kommt. Das Gefäß kann dann über einen präzise gesetzten feinen Overholt ligiert werden. Der Darm an der Resektionsgrenze wird zirkulär subtil freigelegt, sodass dieser für die Anastomose vorbereitet ist.

Nun kann das Präparat abgeworfen werden, es sollte aufgeschnitten werden und vor Abgabe an die Pathologie demonstriert werden, um eine Vorstellung der Lagebeziehung von Tumor oder Schleimhautauffälligkeiten zum dreidimensionalen Schnittrand zu haben – dies kann nur ein Chirurg beurteilen.

10.4.6 Anastomosierung

Prinzipiell gibt es verschiedene Techniken der Anastomosierung. Heute ist die maschinelle Anastomose der Standard, die „alte" Handanastomose ist aber in manchen Fällen sehr hilfreich.

Maschinelle Anastomose mit Stapler

Wenn die Stapleranastomose geplant wird, dann erfolgt die Anlage der Tabaksbeutelklemme im Bereich der freigelegten Darmwand am proximalen Resektionsrand (Abb. 10.8). Achtung: Setze die Klemme mit den Branchen zum verbleibenden Darmabschnitt, das ist einfacher. Die Tabaksbeutelklemme nur bis zur ersten Raste

Abb. 10.8 Setzen der
Tabaksbeutelklemme

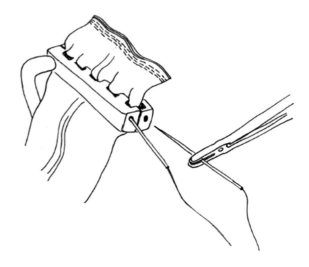

verschließen – wenn sie ganz zugedrückt wird, können die Fäden sich später überkreuzen! An der Tabaksbeutelklemme wird dann der Darm durchtrennt (Schere oder
Skalpell) und das Präparat abgegeben.

Es folgt die Tabaksbeutelnaht mit 2–0 monofilem Faden und speziellen geraden
Nadeln. Nach Entfernen der Klemme erfolgt die Einlage und das Einligieren des CEEA-
Staplerkopfs in den proximalen Darmschenkel. Eine Allis-Klemme kann helfen, die
Fixation des Staplerkopfs zu steuern. Der Knoten des Fadens soll fest und an den Splint
des Staplerkopfes geknotet werden. Ist dies erfolgt, muss man sich die Anastomose und
die Funktion des Staplers visualisieren: Zirkularstapler bedeutet, dass die Mitte ausgestanzt wird, das bedeutet, alles, was medial der Nahtreihe liegt, kommt weg. Hat man
z. B. im Rand des Darms eine Serosaläsion oder ein Divertikel, kann diese(s) eingenäht
und der Faden um den Splint geknotet werden, sodass dieser Bereich zur Mitte gezogen
wird und ebenfalls mit „ausgestanzt" wird. Der Rand auf dem Staplerkopf sollte vorsichtig „geputzt" werden, sodass kein Fett in die Staplernaht kommt. Aber Vorsicht,
nicht zu viel putzen, um die Durchblutung nicht zu kompromittieren – das richtige Maß
ist eine Sache der Erfahrung, diesen Teil der OP sollte man nur gemeinsam mit einem
Kollegen durchführen, der das schon vorher gemacht hat (Abb. 10.9)!

Grundsätzlich sollte eine möglichst breite Anastomose erfolgen, eine Staplergröße
von 29–31 je nach Hersteller ist die richtige Wahl. Es gibt Berichte von Seit-zu-End-
Anastomosen auch bei Sigmaresektionen – diese Technik bleibt aus verschiedenen Gründen
der tiefen Rektumanastomose vorbehalten und sollte bei einer Sigmaresektion nicht
angewendet werden, die End-zu-End-Anastomose ist einfacher und die richtige Technik.

Zum jetzigen Zeitpunkt sollten alle unreinen Instrumente isoliert werden und Hand-
schuhe gewechselt werden, um einer späteren Wundinfektion vorzubeugen.

Abb. 10.9 Ansetzung des
Staplerkopfes

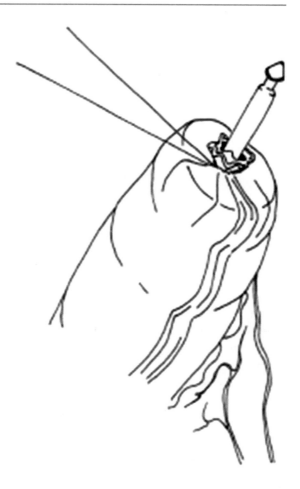

Prüfe jetzt nochmals die Länge des Neosigmas. Wenn Spannung beim Verlagern ins kleine Becken entsteht, muss gegebenenfalls nachmobilisiert werden.

Ein Assistent begibt sich nun nach „unten". Die Beine werden angehoben, und der Tisch sollte weiterhin in gleicher Position bleiben. Unter Anleitung und manueller Kontrolle kann der Assistent nun von rektal her eine transanale Bougierung vornehmen und den Sphinkter dilatieren, sodass später der Stapler gut hindurchpasst. Eventuell muss der Stumpf noch mit einer Lavage gereinigt werden.

Für diese Manöver von rektal braucht man Erfahrung und Gefühl, man muss sich den Kollegen bzw. die Kollegin also genau aussuchen.

Nun erfolgt das Einbringen des Zirkularstaplers in einer 180°-Drehbewegung und damit das Aufladen des Rektums, von abdominell wird dabei das Vorschieben dirigiert (klare Ansagen und Kommandos, auf die man sich vorher geeinigt hat).

Abb. 10.10 Konnektieren
von zwei Geräteteilen

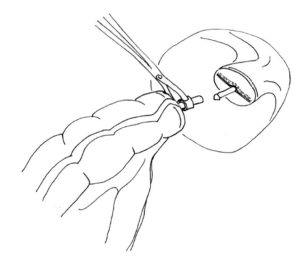

Jetzt muss für die Anastomose der Dorn des Geräts durch den Darm perforiert werden, dieses sollte möglichst medial und in der Nähe der Klammernaht erfolgen (mit einem kleinen Stieltupfer kann man von abdominell dagegenhalten, sodass es nicht zu einem Einriss des Darms kommt) (Abb. 10.10).

Eine Variante, die wir anwenden, ist es, mit einer Omeganaht nun die gesamte Klammernaht um den Dorn herum einzustülpen, sodass diese innerhalb des durch den Stapler ausgestanzten Bereichs liegt – dies hat den Vorteil, dass die zirkuläre Klammernaht keine weitere Klammernaht treffen kann, sodass die Wahrscheinlichkeit einer Insuffizienz durch „double stapling" verringert wird (Abb. 10.11).

Wir wissen, dass die Anzahl benutzter Magazine, insbesondere beim Absetzen des Darms distal (v.a. ein Thema bei der laparoskopischen Operationstechnik) direkten Ein-

Abb. 10.11 Omeganaht

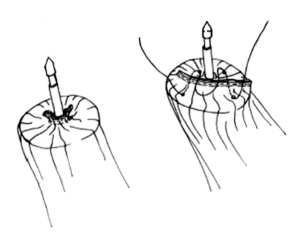

fluss auf die Insuffizienzrate hat – die Verwendung von 3 und mehr Klammermagazinen erhöht die Rate von Anastomoseninsuffizienzen signifikant (Braunschmid et al. 2017). Außerdem korreliert die Anzahl von interponierten Staplerreihen mit der Rate der Anastomoseninsuffizienzen bei der „Double-stapling-Technik" (Lee et al. 2017).

Nun wird der Kopf mit dem Dorn konnektiert und die beiden Darmenden langsam approximiert. Dabei muss man darauf achten, dass nicht versehentlich Gewebe zwischen die beiden Darmenden kommt.

Wenn die Darmenden im Stapler komplett approximiert sind, sollte 2 min gewartet werden, dann wird das Gerät ausgelöst und die Anastomose hergestellt.

Wenn das Gerät geschlossen ist, sollte möglichst keinerlei Bewegung mehr damit erfolgen, da diese auf die Anastomosenregion Scherkräfte ausübt und eine spätere Insuffizienz verursachen kann. Man muss sich klarmachen, dass das Ende des Staplers etwa 30 cm von der Anastomose weg ist, damit ist der Hebel sehr groß, ein kleiner Ausschlag am Griffende hat große Auswirkungen auf den Anastomosenbereich.

Nach dem Auslösen der Anastomose wird der Stapler vorsichtig je nach Herstellerangabe wieder entfernt.

Ergänzend erfolgt die Überprüfung der Anastomosenringe auf Vollständigkeit.

Während der Anastomosierung sollte im Saal absolute Ruhe herrschen, maximale Konzentration von allen Beteiligten. Auch die verwendeten Geräte muss man vorher kennen und ausprobiert haben – bei der Anastomose ist die Kenntnis der Geräte Voraussetzung für den Erfolg.

Handnahtanastomose

Die Handanastomose wird heute nur noch in Ausnahmefällen durchgeführt, da die Maschinenanastomose schneller ist und besser standardisierbar erscheint. Allerdings gibt es in der Literatur keine Unterschiede bezüglich der postoperativen Anastomoseninsuffizienzrate bei Patienten mit Stapler- versus Handnahtanastomose (Neutzling et al. 2012).

Die Skelettierung der Darmwand im Anastomosenbereich muss spärlich erfolgen, um die Durchblutung nicht zu gefährden. In der Regel ist eine 5-mm-Zone ausreichend.

Das Operationsgebiet wird mit Bauchtüchern abgegrenzt, das Colon descendens wird mit einer weichen Darmklemme ohne Fassen des Mesenteriums verschlossen. Der Stumpf sollte ausgespült werden. Man kann das Neosigma mit einem schmalen Bauchtuch und einer großen Satinsky-Klemme zur Anastomose in Position bringen und fixieren. Die Anastomose wird entweder mit Einzelknopfnähten (4/0 monofiler resorbierbarer Faden) oder mit fortlaufender Naht gestochen, wir bevorzugen die Einzelknopftechnik, diese ist übersichtlicher. Die Stiche werden seromuskulär ausgeführt, die Mukosa wird also nicht mitgestochen. Zunächst werden die 2 Ecknähte von außen gestochen gesetzt.

Der Operateur wechselt für die Anastomose auf die andere Seite des Patienten – die Anastomose wird vom Patienten links angelegt, das ist ergonomischer. Man sollte lange Fäden für die Anastomose verwenden (70 cm), sonst wird es eng.

Die Hinterwand wird nun mit vorgelegten Einzelknopfnähten versorgt, dabei wird auf der Neosigmaseite angefangen – seromuskulärer Stich von innen nach außen, dann am Rektum von außen nach innen. Begonnen wird an der Gegenseite, es wird von dort in 5-mm-Abständen auf den Operateur zu gearbeitet. Die vorgelegten Fäden werden durch den Assistenten auf einzelnen Klemmchen gesammelt und in der Reihenfolge genau kontrolliert – Zeit lassen! Dann werden die Fäden geknüpft. Dies erfolgt wieder in der gleichen Art auf den Operateur zu. Die Eckfäden werden so geknüpft, dass der Assistent den Darm einstülpt.

Danach wird in genau gleicher Weise mit der Vorderwand des Darms verfahren. Abschließend sollte die Anastomose gleichmäßig mit Nähten versorgt sein.

10.4.7 Dichtigkeitsprobe

Abschließend erfolgt eine Dichtigkeitsprobe der Anastomose, egal in welcher Technik diese angelegt wurde. Auch wenn es keine aktuelle Evidenz bezüglich der Rolle des „air leak test" zur Prävention der postoperativen Anastomoseninsuffizienz gibt, führen wir ihn durch (Zhouqiao et al. 2016).

Wir füllen das kleine Becken mit Wasser auf, der proximale Darm wird zugehalten oder mit einer weichen Darmklemme im Lumen verschlossen. Von transanal wird nun eine Videorektoskopie durchgeführt, diese testet einerseits die Dichtigkeit und visualisiert gleichzeitig die Anastomose.

Es sollten im Becken keine Blasen während der Luftprobe aufsteigen, rektoskopisch sollte keine Blutung im Anastomosenbereich sichtbar sein, die Ringe sollten reizlos wirken und das Lumen weit genug sein.

Gibt es hier Auffälligkeiten, muss zu diesem Zeitpunkt die Anlage einer Schutzileostomie gemeinsam im Team diskutiert werden – im Zweifel großzügige Entscheidung dafür.

Abschließend erfolgt eine ausgiebige intraabdominelle Lavage.

Die prophylaktische intraoperative Drainage hat bei elektiven Operationen ihre Bedeutung verloren – bei einer eitrigen Divertikulitis und entsprechendem Situs kann sie eingelegt werden. Standardmäßig verzichten wir auf eine Drainage (dass durch Drainagen eine Komplikation eher oder besser erkannt wird, ist dem Bereich der nicht wissenschaftlichen Überlieferung zuzuordnen – es gibt dafür keinerlei Beweise). Es gibt ausreichende Evidenz, dass eine intraabdominelle Drainage die Rate von postoperativen Anastomoseninsuffizienzen nicht reduziert und auch deren zeitliche Detektion nicht verbessert (Jesus et al. 2004). Es ist eher so, dass es Daten gibt, die zeigen, dass Drainagen schädlich sind. Daher sollten sie nur im Einzelfall als begründete Ausnahme eingelegt werden.

Abschließend erfolgt der Faszienverschluss mit resorbierbarem monofilem Faden 1/0 (PDS-Schlinge) im Bereich der Faszie; alternativ mit Monomax-Faden 2/0 in Small-bites-Technik. Anschließend erfolgt nach Wundspülung und Wundranddesinfektion die subkutane Adaptation und darüber die fortlaufende intrakutane Hautnaht mit nicht-resorbierbarem Faden der Stärke 2/0. Der sterile Verband beendet die OP.

10.5 Postoperative Behandlung

Ziel ist die Extubation im OP-Saal. Wenn möglich, sollte der Patient über den Aufwachraum auf Station verlegt werden.

Grundsätzlich kann ein Patient nach einer Darmoperation sofort wieder aufstehen, benötigt keinen DK (ein vorhandener PDK bedingt diesen nicht!), die Schmerztherapie sollte auf i.v. Opioide spätestens ab dem 1. postoperativen Tag verzichten. Eine Fortführung der Antibiotikagabe ist nur im Ausnahmefall notwendig. Der Kostaufbau kann direkt postoperativ mit Tee, Wasser und Elektrolytlösungen erfolgen, ab Tag 1 kann wieder Schonkost verabreicht werden. Zusätzlich sollten bis zum ersten Stuhlgang unterstützende Substanzen (z. B. Motilium, Saab) eingesetzt werden.

Es gibt eigentlich keinen Grund, die Patienten nüchtern zu lassen oder den Kostaufbau zu verzögern; je weniger Infusionen verabreicht werden, umso schneller erholt sich der Patient. Dazu gibt es zahlreiche Untersuchungen der ERAS-Gruppen, die sogar einen positiven Einfluss auf die Reduktion der Morbidität und Mortalität nachweisen können.

Klar ist, dass nicht jeder Patient für ein ERAS-Programm geeignet ist, aber mindestens 80 % der Patienten können dieses normalerweise sicher durchlaufen – eine klinikeigene Standardisierung ist also sehr lohnenswert.

10.6 Anastomoseninsuffizienz/Prophylaxe

Zur Reduktion von postoperativer Anastomoseninsuffizienz infolge inadäquater Perfusion wurden zwischenzeitlich mehrere Techniken entwickelt, wie z. B Doppler-Sonographie (Ambrosetti et al. 1994) oder Licht-Spektrometrie (Karliczek et al. 2010). Historisch verließ sich der Chirurg auf die Farbe des Kolons (Goligher 1949) allein oder wie aktuell auf die Überwachung der pulsatilen Blutung am Absetzungsrand (Novell und Lewis (1990).

Die Fluoreszenzbildgebung verbreitet sich zunehmend in der klinischen Routine, sie erlaubt intraoperativ, Minderperfusionsareale zu detektieren – die Verwendung dieser Methoden führte zur einer Strategieänderung wegen insuffizienter Perfusion bei 5,7 % der operierten Patienten (Meyer et al. 2019). Dies entspricht auch den Ergebnissen der PILLAR II-Studie mit 8 % detektierter Minderperfusion (Jafari et al. 2015). Aktuell wird die Möglichkeit der Stimulation der Neoangiogenese im Anastomosenbereich, z. B. durch lokale Injektion von rekombinantem VEGF, untersucht (Ishii et al. 2009).

Zur Prophylaxe der postoperativen Anastomoseninsuffizienz spielt auch die Anlage eines protektiven Stomas eine Rolle, besonders bei Hochrisikopatienten. Der Nachteil ist aber das Risiko von Dehydratation oder stomaassoziierten Komplikationen (Montedori et al. 2010). Als eine weitere Option gilt die postoperative Anwendung eines Darmrohrs, besonders bei Hochrisikopatienten, bei denen die protektive Ileostomie nicht erwünscht ist. In 2 Metaanalysen zeigten sich deutliche Vorteile für das Darmrohr zur Prävention postoperativer Anastomoseninsuffizienz (Chen et al. 2018).

10.7 Zusammenfassung

Die Sigmaresektion ist ein sehr gut standardisierbarer Eingriff, der nur noch in Ausnahmefällen offen vorgenommen werden sollte. Folgt man einer schicht-gerechten Präparation, kann diese auch auf die Laparoskopie übertragen werden, eine Standardisierung in der eigenen Klinik bezüglich der Prozesse vor, während und nach der OP ist von großem Vorteil – für Chirurg und Patienten.

Literatur

Ambrosetti P, Robert J, Mathey P, Rohner A (1994) Left-sided colon and colorectal anastomoses: Doppler ultrasound as an aid to assess bowel vascularization. A prospective evaluation of 200 consecutive electivecases. Int J Colorectal Dis 9:211–214 [PMID: 7876727 https://doi.org/10.1007/BF00292253]

Barnes TG, Hompes R, Birks J et al (2018) Methylene blue fluorescence of the ureter during colorectal surgery. Surg Endosc 32:4036–4043

Beraldo S, Neubeck K, Von Friderici E, Steinmüller L (2013) The prophylactic use of a ureteral stent in laparoscopic colorectal surgery. Scand J Surg 102:87–9

Braunschmid T, Hartig N, Baumann L, Dauser B, Herbst F (2017) Influence of multiple stapler firings used for rectal division on colorectal anastomotic leak rate. Surg Endosc 31:5318–5326 [PMID: 28634627 https://doi.org/10.1007/s00464-017-5611-0]

Chen H, Cai HK, Tang YH (2018) An updated meta-analysis of transanal drainage tube for prevention of anastomotic leak in anterior resection for rectal cancer. Surg Oncol 27:333–340 [PMID: 30217286 https://doi.org/10.1016/j.suronc.2018.05.018]

Douissard J, Meyer J, Ris F, Liot E, Morel P, Buchs NC (2019) Colorectal Disease. The Association of Coloproctology of Great Britain and Ireland. 21:595–602. https://doi.org/10.1111/codi.14552

Goligher, GOLIGHER JC (1949) The blood-supply to the sigmoid colon and rectum with reference to the technique of rectal resection with restoration of continuity. Br J Surg 37:157–162 [PMID: 15395084 https://doi.org/10.1002/bjs.18003714604]

Ishii M, Tanaka E, Imaizumi T, Sugio Y, Sekka T, Tanaka M, Yasuda M, Fukuyama N, Shinozaki Y, Hyodo K, Tanioka K, Mochizuki R, Kawai T, Mori H, Makuuchi H (2009) Local VEGF administration enhances healing of colonic anastomoses in a rabbit model. Eur Surg Res 42:249–257 [PMID: 19346745 https://doi.org/10.1159/000210671]

Jafari MD, Wexner SD, Martz JE, McLemore EC, Margolin DA, Sherwinter DA, Lee SW, Senagore AJ, Phelan MJ, Stamos MJ (2015) Perfusion assessment in laparoscopic left-sided/anterior resection (PILLAR II): A multi-institutional study. J Am Coll Surg 220:82–92.e1 [PMID: 25451666 https://doi.org/10.1016/j.jamcoll-surg.2014.09.015]

Jesus EC, Karliczek A, Matos D, Castro AA, Atallah AN (2004) Prophylactic anastomotic drainage for colorectal surgery. Cochrane Database Syst Rev CD002100 [PMID: 15495028 https://doi.org/10.1002/14651858.CD002100.pub2]

Jung B, Matthiessen P, Smedh K, Nilsson E, Ransjö U, Påhlman L (2010) Mechanical bowel preparation does not affect the intramucosal bacterial colony count. Int J Colorectal Dis 25:439–442 [PMID: 20012296 https://doi.org/10.1007/s00384-009-0863-3]

Karliczek A, Benaron DA, Baas PC, Zeebregts CJ, Wiggers T, van Dam GM. Intraoperative assessment of microperfusion with visible light spectroscopy for prediction of anastomotic leakage in colorectal anastomoses. Colorectal Dis 12:1018–1025 [PMID: 19681979 https://doi.org/10.1111/j.1463-1318.2009.01944.x]

Liang JT, Huang J, Chen TC, Hung JS (2019) A historic review and surgical implications in complete mesocolic excision for colon cancer. Asian J Surg 42:1–5. https://doi.org/10.1016/j.asjsur.2018.11.006

Lee S, Ahn B, Lee S (2017) The Relationship Between the Number of Intersections of Staple Lines and Anastomotic Leakage After the Use of a Double Stapling Technique in Laparoscopic Colorectal Surgery. Surg Laparosc Endosc Percutan Tech 27:273–281 [PMID: 28614172 https://doi.org/10.1097/SLE.0000000000000422]

Meyer J, Naiken S, Christou N, Liot E, Toso C, Buchs NC, Ris F. (2019) Reducing anastomotic leak in colorectal surgery: The old dogmas and the new challenges. World J Gastroenterol 25(34):5017 https://doi.org/10.3748/wjg.v25.i34.5017

Montedori A, Cirocchi R, Farinella E, Sciannameo F, Abraha I (2010) Covering ileo- or colostomy in anterior resection for rectal carcinoma. Cochrane Database Syst Rev CD006878 [PMID: 20464746 https://doi.org/10.1002/14651858.CD006878.pub2]

Neutzling CB, Lustosa SA, Proenca IM, da Silva EM, Matos D (2012) Stapled versus handsewn methods for colorectal anastomosis surgery. Cochrane Database Syst Rev CD003144 [PMID: 22336786 https://doi.org/10.1002/14651858.CD003144.pub2]

Novell JR, Lewis AA (1990) Peroperative observation of marginal artery bleeding: a predictor of anastomotic leakage. Br J Surg 77:137–138 [PMID: 2317669 https://doi.org/10.1002/bjs.1800770636]

Rollins KE, Javanmard-Emamghissi H, Lobo DN (2018) Impact of Mechanical Bowel Preparation in Elective Colorectal Surgery: A Meta-Analysis. World J Gastroenterol 24(4):519–536. https://doi.org/10.3748/wjg.v24.i4.519

S2k Leitlinie Divertikelkrankheit. https://www.awmf.org/uploads/tx_szleitlinien/021-020l_S3_Divertikelkrankheit_Divertikulus_2014–05-abgelaufen.pdf

Tsujinaka S, Wexner SD, DaSilva G et al (2008) Prophylactic ureteric catheters in laparoscopic colorectal surgery. Tech Colo proctol 12:45–50

Wu Z, van de Haar RC, Sparreboom CL, Boersema GS, Li Z, Ji J, Jeekel J, Lange JF (2016) Is the intraoperative air leak test effective in the prevention of colorectal anastomotic leakage? A systematic review and meta-analysis. Int J Colorectal Dis 31(8):1409–1417

Hämorrhoidopexie nach Longo mit einem PPH-Stapler (Procedure for Prolapse and Hemorrhoids)-Verfahren

Heiner Waldhecker

Inhaltsverzeichnis

11.1 Präambel

Da ich es nicht besser ausdrücken kann, zitiere ich hier aus der aktuellen S3-Leitlinien der AWMF von 2019: „Das Hämorrhoidalleiden scheint zumindest in den westlichen Industrienationen eine sehr häufige Erkrankung i. S. einer „Volkskrankheit" zu sein. Die Geschlechtsverteilung dürfte annähernd gleich sein. Die Inzidenz von Patienten, welche sich deshalb in ärztliche Behandlung begeben, sollte im niedrigen einstelligen Prozentbereich (ca. 4 %) liegen [(Johanson und Sonnenberg 1990)] und würde auf Deutschland bezogen somit etwa 3,3 Mio. Behandlungsfällen jährlich entsprechen. Im Jahr 2011 wurden in Deutschland laut der Gesundheitsberichterstattung des Bundes (GdB) 48.093 Patienten stationär wegen der Diagnose „Hämorrhoiden (I84)" behandelt; geht man davon aus, dass diese Patienten in der Regel operiert wurden, würden somit ca. 1,5 % aller mutmaßlichen Behandlungsfälle wegen eines Hämorrhoidalleidens

H. Waldhecker (✉)
Klinik für Allgemein- und Viszeralchirurgie, Bundeswehrkrankenhaus, Hamburg, Deutschland
E-Mail: heinerwaldhecker@bundeswehr.org

© Springer-Verlag GmbH Deutschland, ein Teil von Springer Nature 2023
L. Kasakov et al. (Hrsg.), *Allgemein- und viszeralchirurgische Eingriffe im 3. und 4. Jahr,* https://doi.org/10.1007/978-3-662-62502-6_11

jährlich operiert (http://www.gbe-bund.de/oowa921). Gemäß der aktuellen S3-AWMF-Leitlinie wird postuliert, 3.- und 4.-gradige Hämorrhoiden oder bei Versagen der konservativen Therapie des Hämorrhoidalleidens eine operative Therapie zu empfehlen. Die Hämorrhoidenoperation nach Longo ist ein seit Ende der 80er-Jahre des vorherigen Jahrhunderts in Deutschland eingeführtes zirkulär resezierendes Verfahren, bei dem nicht die prolabierenden Hämorrhoidalknoten selbst, sondern Rektummukosa oralwärts der Hämorrhoidalbasis reseziert und durch Klammernaht und Pexie der Mukosa eine Reposition des Prolapses erzielt wird. Das Verfahren fand schnell eine weite Verbreitung und ist in seiner Weiterentwicklung auch heute noch in proktologisch orientierten operativen Zentren eine Standardtherapie des Hämorrhoidalleidens. Exakte Indikationsstellung und standardisiertes operatives Vorgehen wie im Folgenden beschrieben vorausgesetzt, ist die Staplerhämorrhoidopexie nach Longo aus meiner Sicht im Portfolio der operativen Therapien des Hämorrhoidalleidens nach wie vor ein führendes Verfahren.

11.2 Indikation und Operationsvorbereitung

Das Staplerverfahren eignet sich zur Behandlung zirkulärer 3.-gradiger Hämorrhoiden (Langfassung der S3-Leitlinie). Bei sorgfältiger präoperativer Untersuchung des Anus, wenn du den Patienten in angstfreier Atmosphäre ausgiebig und lange pressen lässt, zeigt sich in vielen Fällen bei den vorbekannten einzelnen Hämorrhoidalknoten doch ein ausgedehnterer zirkulärer Befund mit tiefer oder nach außen getretener mukoanodermaler Grenze.

Unter intraoperativen Bedingungen in Narkose verstärkt sich dieser Effekt noch.

Bei 4.-gradigen fixierten Hämorrhoidalknoten soll gemäß AWMF-Leitlinie das Verfahren nicht zur Anwendung kommen, da die Rezidivrate im Vergleich zu konventionellen Operationen höher ist.

Bei einem gemischten 3./4.-gradigen zikulären Befund mit einzelnen fixierten Hämorrhoidalknoten kann die Staplerhämorrhoidopexie nach Longo mit einem konventionellen Operationsverfahren kombiniert werden, sofern das mit dem Patienten im Vorfeld ausführlich besprochen wurde.

Zwei Stunden präoperativ erhält der Patient ein salinisches Klysma rektal.

11.3 Operationsschritte

11.3.1 Lagerung

Am Anfang steht die Lagerung des Patienten in Steinschnittlage. Du bringst die Beinschalen am OP Tisch an. Achte darauf, die Stangen im rechten Winkel, nicht zu weit nach lateral anguliert und relativ hochgestellt zu fixieren. Leg die Unterschenkel des

Patienten auf die Beinschalen, fixiere sie sehr locker, keineswegs fest. Cave: Druckstellen über der Tibia. Ziehe nach Entfernung der Beinteile vom Tisch das Gesäß des Patienten an die Kante. Wird dies im Ablauf schon vorher gemacht, hast du häufig nur doppelte Arbeit durch Nachjustieren. Zur besseren Exposition des Befundes beuge jetzt noch durch „leg up" an der Tischbedienung die Hüften, um den Situs noch besser zu exponieren. Widerstehe nun der Versuchung, den Op-Slip des Patienten zu zerreißen oder zu zerschneiden. Wenn du ihn lediglich auf die Oberschenkel schiebst, ersparst du dir am Schluss mühsames Neuanziehen. Bei männlichen Patienten kann damit ohne weiteren Aufwand das Skrotum fixiert und aus dem Operationsfeld gehalten werden.

Desinfektion und Abdeckung des Operationsgebietes erfolgen nach jeweiligem Hausstandard. Angesichts der Keimbesiedlung intra- und perianal lohnt die Diskussion über das Ausmaß der Asepsis hier nicht.

Bei dem Team-Timeout-Gespräch solltest du, sofern eine Allgemeinanästhesie gefahren wird, freundlich, hartnäckig, gebetsmühlenartig immer wieder neu mit den ständig wechselnden Anästhesisten über das Dilemma der kurzen Operationsdauer verbunden mit der Notwendigkeit einer tiefen Anästhesie/Analgesie sprechen. Beim Auslösen des Staplers im letzten Drittel des Operationsablaufs kommt es häufig zu einem starken Schmerzreiz beim Patienten. Dadurch bedingtes Pressen (des Patienten) treibt die Pulsfrequenz aller Beteiligten nach oben und kann zu einer Fehllage der Klammernaht führen.

Eine perioperative Antibiotikagabe führen wir nur bei erhöhtem Risiko (z. B. einer Endokarditis) durch.

Das OP-Team platziert sich entspannt auf den OP-Hockern hinter dem Patienten. Als Operateur sitzt du auf der kontralateralen Seite deiner dominanten Hand (also als Rechtshänder links vom Assistenten).

11.3.2 Analdehnung und Reposition der Hämorrhoidalknoten

Im ersten Schritt legst du stets 4 Nähte mit geflochtenem Faden, Stärke 0 bei 12, 3, 6, 9 Uhr SSL (Steinschnittlage) 1,5 cm entfernt von der Linea anocutanea vor und sicherst diese mit Klemmen an den Fadenenden. Erst dann führst du vorsichtig eine digitale Sphinkterdehnung durch und bringst den in die Spekulumgrundplatte eingesetzten Analdehner in den Analkanal ein. Gleitmittel und Geduld sind hier hilfreich. Bei diesem Manöver wird der Hämorrhoidalvorfall einschließlich der tiefergetretenen mukoanodermalen Grenze reponiert. Bei schwierigen anatomischen Verhältnissen wie z. B. Trichteranus kann unter Zug an den vorgelegten Haltefäden der Dilatator mit Spekulumgrundplatte überhaupt erst platziert, und damit die Prolapsreposition, erzielt werden. Dein Assistent hält durch steten Druck die Spekulumgrundplatte in Position. Mit den zuvor eher zentralwärts der Aussparungen in der Grundplatte vorgelegten

Nähten kannst du die Grundplatte zuverlässig und ohne, dass sie zurückrutscht in der korrekten Position fixieren. Schon diese ersten Schritte halte ich für entscheidend für ein gutes Operationsergebnis. Eine unzureichende Reposition des Hämorrhoidalprolapses zu Beginn ist auch bei einwandfreier weiterer Durchführung des Eingriffs nicht zu kompensieren. Die unzureichende Reposition beinhaltet zusätzlich das Risiko einer zu tiefen Klammernahtlage mit damit einhergehenden Komplikationen.

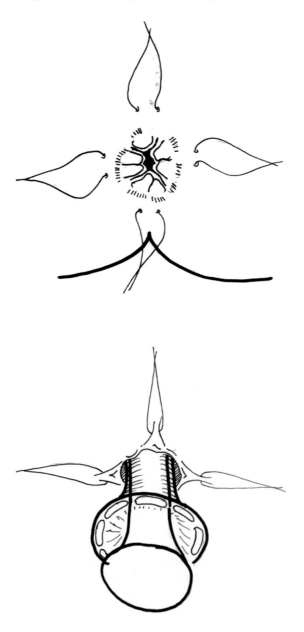

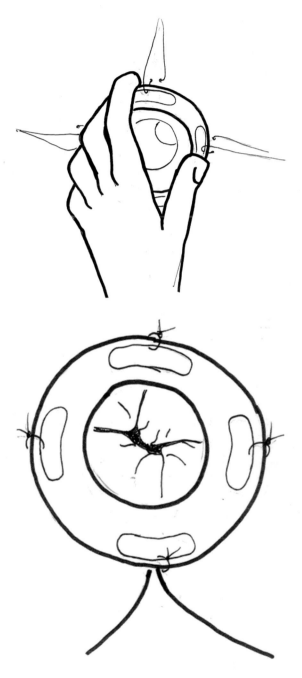

Jetzt entfernst du den Analdehner und führst das Schlitzspekulum ein. Durch das transparente Material ist die reponiert fixierte Grenzschicht zwischen Rektumschleimhaut und Übergangsepithel des Anoderm, die Linea dentata und die Basisregion der Hämorrhoidalplexus sehr gut identifizierbar.

11.3.3 Tabaksbeutelnaht

Die Tabaksbeutelnaht mit z. B. Prolene 2/0 SH 26 mm 1/2c, 75 cm wird im durch das Schlitzspekulum freigegebenen Rektumbereich am besten mit dem ersten Stich bei 2 Uhr SSL beginnend, 1–2 cm oralwärts der Basis des Hämorrhoidalplexus vorgelegt. Dies entspricht im Ergebnis den meisten in der AWMF-Leitlinie genannten Abständen der Klammernaht zur Linea dentata. Mit der zirkulären Resektion durch den PPH-Stapler sollte das obere Drittel des Hämorrhoidalplexus erfasst werden. Ein geringerer Abstand zur mukoanodermalen Grenze, der Linea dentata, birgt das Risiko, dass du sensible Anteile des Anoderms in die Klammernaht mit einbeziehst. Dies kann zu Komplikationen führen, dem Patienten Schaden zufügen und damit die OP-Methode diskreditieren. Platzierst du die Tabaksbeutelnaht zu weit oralwärts, kann sich das Ausmaß des Repositionseffektes verringern. Es wird in unserem Patientenklientel diskutiert, dass dies zu einer erhöhten Rezidivneigung führt.

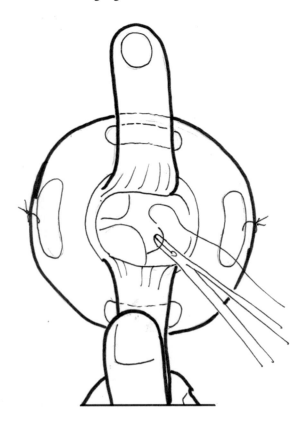

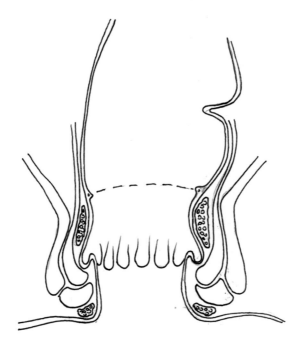

Setze die übrigen Stiche der Tabaksbeutelnaht in Uhrzeigerrichtung nun exakt auf der gleichen Höhe. Dabei wird das Schlitzspekulum herausgezogen und versetzt wieder eingebracht. Lasse es nicht durch deinen Assistenten einfach weiterdrehen, bei hypertropher Rektummukosa kann es zur Torquierung und damit unexakten Nahtpositionierung kommen. Das Ganze sollte in 6 bis 8 Schritten erfolgen. Fasse mit der Nadel die Mukosa einschließlich Submukosa. Die Muscularis propria sollte nicht erfasst werden. Tatsächlich gibt es keine Möglichkeit, diesen Schritt in Praxis exakt zu steuern. Die Histologie wird regelmäßig auch Anteile der Muscularis propria bis seltener hin zu Vollwandresektionen im Resektat nachweisen, ohne dass dadurch mit Nachteilen bezüglich Kontinenz oder postoperativen Komplikationen zu rechnen ist.

Nachdem du die Naht vorgelegt hast, wird die Nadel abgetrennt, und die Nahtenden werden gleichlang mit einem Klemmchen gesichert.

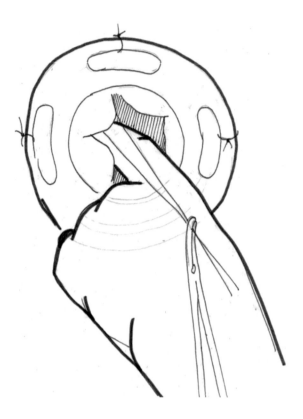

Mit dem Finger in der Tabaksbeutelnaht kannst du unter Zug diese auf regelrechte zirkuläre Lage überprüfen.

11.3.4 Einführen PPH-Stapler und Vorbereitung der Auslösung

Führe jetzt den ausgefahrenen PPH-Stapler ein und positioniere den Kopf oralwärts der Tabaksbeutelnaht. Durch anschließenden Zug an der Naht und unter leichtem Rückzug des „gefangenen" Staplers kannst du zuverlässig die richtige Lage der Naht vor der Andruckplatte ertasten.

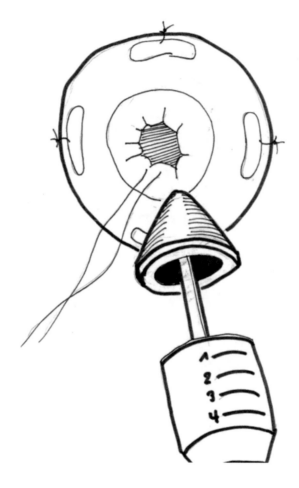

Fixiere auf der Staplerachse die Tabaksbeutelnaht unter Beachtung von gleichlangen Fadenenden mit 3 heruntergeführten gegenläufigen Knoten so, dass diese festsitzt und dennoch auf der Achse verschieblich ist.

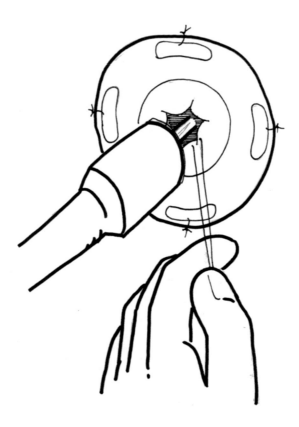

Bei dem von uns verwendeten PPH-Stapler werden die Fadenenden mithilfe einer Kunststoffahle bei 3 und 9 Uhr SSL durch die Aussparungen in der Staplerkammer hindurchgeführt und mit einem Klemmchen oralwärts vor dem Staplerhebel zusammengefasst.

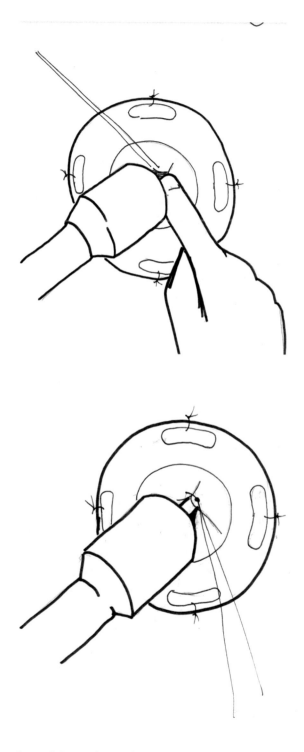

Das weitere Vorgehen erfolgt am besten im Stehen.

Richte den Stapler in der Achse des Analkanals und Rektums aus, also schräg nach unten zeigend. Die Staplerkammer sollte weitgehend im Rektum versenkt liegen.

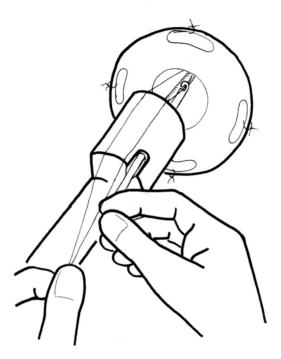

Halte und führe mit deiner nicht-dominanten Hand den Stapler. Umfasse dabei mit dem Daumen die Basis des Staplerhebels vor der geschlossenen Sicherung. Mit dem Zeigefinger der gleichen Hand bringst du die mit dem Klemmchen zusammengefassten Tabaksbeutelfäden unter deutliche Zugspannung.

Dies ist essenziell, um den mit der Tabaksbeutelnaht gefassten Mukosaring im Rektum komplett zirkulär und gleichmäßig in die Staplerkammer zu ziehen und somit eine regelrechte zirkuläre Klammernaht zu erzielen.

Drehe nun langsam mit deiner dominanten Hand den Stapler am Griffende zu. Damit näherst du den ausgefahrenen Kopf mit der Andruckplatte der klammertragenden Platte an. Zum Schluss erhöht sich der Kraftaufwand, bis die Markierung weit im vorgegebenen grünen Bereich liegt.

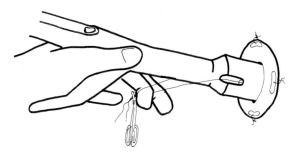

Achte bei diesem Vorgang sehr genau darauf, dass von Beginn an der Stapler in der Achse des Rektums bleibt, du einen leichten Schub ausübst, sodass die Staplerkammer weitgehend im Analkanal und Rektum liegt, und dass du den stetigen Zug an der Tabaksbeutelnaht aufrecht erhältst.

Bevor du jetzt den Stapler auslöst, darf bei weiblichen Patienten kein Weg daran vorbeigehen, dass du obligat durch Palpation in der nur durch eine dünne Bindegewebeschicht vom Rektum getrennten Vagina ausschließt, dass diese durch den Stapler mitgefasst ist.

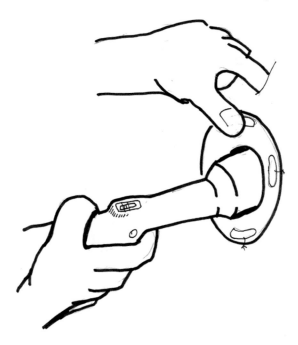

11.3.5 Auslösung

Nach Entsicherung wirst du nun unter kraftaufwendigem Zudrücken des Handhebels bis zum Anschlag den Schneide- und Klammernahtvorgang auslösen. Achte auch und gerade in diesem Moment auf achsgerechte und spannungsfreie Lage des Devices im Rektum.

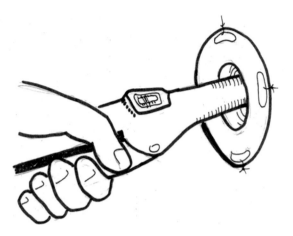

Zum Lösen genügen zwei halbe Linksdrehungen, ziehe den Stapler heraus. Kontrolliere den ausgestanzten doughnutförmigen Mukosaring auf Vollständigkeit, lass ihn von der Achse lösen und zur Histologie geben.

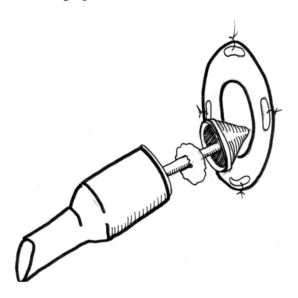

Führe ohne Verzug das Schlitzspekulum ein, um die Klammernaht auf Vollständigkeit, Lage im Rektum und hinsichtlich Blutungen zu überprüfen. Dies musst du mehrfach zirkulär, sorgfältig und ohne irgendwelchen Zeitdruck tun.

Blutungen aus der Klammernaht umstichst du konsequent, restlos und gründlich mit resorbierbaren Nähten. Nimm einen Stieltupfer zur Identifizierung der Blutungsquellen. Löse die Fixierungsnähte und entferne jetzt die Grundplatte. Nimm dir die Zeit, das Operationsergebnis zu betrachten.

Marisken oder verbliebene einzelne große Hämorrhoidalknoten können, sofern es mit dem Patienten im Vorfeld besprochen und aufgeklärt wurde, zusätzlich konventionell exzidiert bzw. z. B. nach Ferguson versorgt werden. Dann hast du einen „Longo Plus" operiert, bist damit in der Lage, Limitationen der Methode nach Longo durch Kombination mit einem anderen Verfahren zu kompensieren. Nach unserer Erfahrung geht ein kombiniertes Vorgehen nur selten mit verstärkten postoperativen Beschwerden einher. Zum Abschluss kannst du Kompressen vorlegen und diese mit dem hochgezogenen OP-Slip fixieren. Sign-out und Entlagerung des Patienten beenden diese Operation.

11.4   Nachbehandlung

Am Folgetag, vor Entlassung, solltest du den Patienten auf dem proktologischen Untersuchungsplatz oder, wenn dort nicht möglich, im Bett in Seitenlage noch einmal untersuchen. Du inspizierst den Anus und tastest in jedem Fall rektal digital. Dabei geht es um die Beurteilung der Klammernaht, Blutungen und Hämatome. Starke Schmerzhaftigkeit bei der postoperativen rektalen Untersuchung weist auf eine Komplikation hin, kläre die Ursache. Behutsam durchgeführt ist diese Untersuchung unter laufendem Schmerzschema für den Patienten beschwerdearm durchführbar und aus meiner Sicht unverzichtbar. Nebenbei kann es dem Patienten Angst vor dem ersten postoperativen Stuhlgang nehmen.

Literatur

Ammaturo C, Tufano A, Spiniello E, et al. (2012) Stapled hemorrhoidopexy vs. Milligan Morgan haemorrhoidectomy for grade III haemorrhoids: A randomized clinic trial. G Chir 33(10):346–51

Au-Yong I, Rowswll M, Hemingway DM (2004) Randomised controlled clinical trial of stapled haemorrhoidectomy vs conventional haemorrhoidectomy; a three and half year follow-up. Colorectal Dis 6(1):37–38

Behboo R, Zanella S, Ruffolo C, Vafai M, Marino F, Scarpa M (2011) Stapled hemorrhoidopexie: extent of tissue excision and clinical implications in the early postoperative period. Colorectal Dis 13(6):697–702

Bikhchandani J, Agarwal PN, Kant R, Malik VK (2005) Randomized controlled trial to compare the early and mid-term results of stapled versus open hemorrhoidectomy. Am J Surg 189(1):56–60

Boccasanta P, Capretti P, Venturi M et al (2001) Randomised controlled trial between stapled circumferencial mucosectomy and conventional circular hemorrhoidectomy in advanced hemorrhoids with external mucosa prolapse. Am J Surg 182(1):64–68

Cheetham MJ, Cohen CRG, Kamm MA, Phillips RKS (2003) A randomized, controlled trial of diathermy hemorrhoidectomy vs. stapled hemorrhoidectomy in an intended day-care setting with longer-term follow-up. Dis Colon Rectum 46(4):491–7

Correa-Rovelo JM, Tellez O, Obbregon L, Miranda-Gomez A, Moran S (2002) Stapled rectal mucosectomy vs. Closed hemorrhoidectomy: a randomized, clinical trial. Dis Colon Rectum 45(10):1367–74; dicusion 1374–5

Corman ML, Gravie J, Hager T et al (2003) Stapled hemorrhoidopexy: a consensus position paper by an international working party -- indications, contra-indications and technique. Colorectal Dis 5(4):304–310

Diagnosen Diagnosedaten der Krankenhäuser Deutschland Tabelle. http://www.gbe-bund.de/oowa921

Efthimiadis C, Kosmidis C, Grigoriou M, et al. (2011) The stapled hemorrhoidectomy syndrome: a new clinical entidy? Tech Coloproctol 15(1):95–9

Finco C, Sarzo G, Savastano S, Degregori S, Merigliano S (2006) Stapled hemorrhoidopexy in fourth degree hemorrhoidal prolapse: is it worthwile? Colorectal Dis 8(2):130–134

Johanson JF, Sonnenberg A (1990) The prevalence of hemorrhoids and chronic constipation. An epidemiologic study. Gastroenterology 98(2):380–386

Kairaluoma M, Nuorva K, Kellokumpu I (2003) Day-case stapled (circular) vs. Diathermy hemmorrhoidectomy. a randomized controlled trial evaluating surgical and functional outcome. Dis Colon Rectum 46(1):93–9

Kam MH, Mathur P, Peng XH, Seow-Choen F, Chew IWC, Kumarasinghe MP (2005) Correlation of histology with anorectal function following stapled hemorrhoidectomy. Dis Colon Rectum 48(7):1437–1441

Kim J, Vashist YK, Thieltges S, et al. (2013) Stapled hemorrhoidopexy vs. Milligan Morgan haemorrhoidectomy in circumferenzial third degree hemorrhoids: long term results of a randomized controlled trial. J Gastrointest Surg 17(7):1292–8

Langfassung der S3-Leitlinie 081/007: Hämorrhoidalleiden akt. Stand 04/2019

Longo A (2000) Pain after stapled haemorrhoidectomy. Lancet 356(9248):2189–90

Longo A (2002) Stapled anopexy and stapled haemorrhoidectomy: Two opposite concepts and procedures. Dis Colon Rectum 45(4):571–2;

Mattana C, Coco C, Manno A et al (2007) Stapled hemorrhoidopexy and Milligan Morgan hemorrhoidetomy in the cure of fourth-degree hemorrhoids: long term evaluation and clinical results. Dis Colon Rectum 50(11):1770–1775

Naldini G, Martellucci J, Moraldi L, Romano N, Rossi M (2009) Is simple mucosal resection really possible? Considerations about histological findings after stapled hemorrhoidopexy. Int J Colorectal Dis 24(5):537–541

Ohana G, Myslovaty B, Ariche A, Dreznik Z, Koren R, Rath-Wolfson L (2007) Mid-term results of stapled hemorrhoidopexy for third- and fourth-degree hemorrhoids -- correlation with the histological features of the resected tissue. World J Surg 31(6):1336–42

Ortiz H, Marzo J, Armendariz P (2002) Randomized clinical trial of stapled hemorrhoidopexy versus conventional diathermy hemorrhoidectomy. Br J Surg 89(11):1376–1381

Ortiz H, Marzo J, Armendariz P, de Miguel M (2005) Stapled hemorrhoidopexy versus diathermy excision for fourth-degree hemorrhoids: a randomized, clinical trial and review oft the literature. Dis Colon Rectum 48(4):809–815

Racalbuto A, Aliotta I, Corsaro G, Lanteri R, Di Cataldo A, Licata A (2004) Hemorrhoidal stapler prolapsectomy vs. Milligan-Morgan hemorrhoidectomy: a long-term randomized trial. Int J Colorectal Dis 19(3):239–44

Senagore A, Singer M, Abcarian H et al (2004) A prospective, randomised, controlled multicenter trial comparing stapled hemorrhoidopexy and Ferguson hemorrhoidectomy: perioperative and one-year-results. Dis Colon Rectum 47(11):1824–1836

Shanmugam V, Watson AJM, Chapman AD, Binnie NR, Loudon MA (2005) Pathological audit of stapled hemorrhoidopexy. Colorectal Dis 7(2):172–175

van de Stadt J (2005) D´Hoore A, Duinslaeger M, Chasse E, Penninickx F: Long term results after excsion hemorrhoidectomy versus stapled hemorrhoidopexy for prolapsing haemorrhoids; a Belgian prospective randomized trial. Acta Chir Belg 105(1):44–52

Watson AJM, Hudson J, Wood J et al (2016) Comparison of stapled hemorrhoidopexy with traditional excisional surgery for hemorrhoidal desease (eTHoS): a pragmatic, multicentre, randomised controlled trial. Lancet 388(10058):2375–2385

Zacharakis E, Kanellos D, Pramateftakis MG, et al. (2007) Long term results after stapled hemorrhoidopexy for fourth-degree hemorrhoids: a prospective study with median follow-up of 6 years. Tech Coloproctol 11(2):144–7; discussion 147–8

Minimalinvasiver Verschluss einer Inguinalhernie

12

Christian von Schassen, Shahram Khadem und Leonid Kasakov

Inhaltsverzeichnis

12.1 Präambel

Die operative Versorgung der Leistenhernie ist im allgemein- und viszeralchirurgischen Patientenklientel mit ca. 275.000 Operationen eine der häufigsten Eingriffe in Deutschland pro Jahr. Das Lebenszeitrisiko, eine Leistenhernie zu erleiden, beträgt für die Frau 3 %, für den Mann 27 % (Berger 2016). Auch dir werden daher zahlreiche Leistenbrüche im klinischen Alltag und auf dem Operationstisch begegnen.

C. von Schassen (✉)
Klinik für Allgemein- und Viszeralchirurgie, Bundeswehrkrankenhaus, Hamburg, Deutschland
E-Mail: christianvonschassen@bundeswehr.org

S. Khadem
Klinik für Allgemein-, Viszeral- und Thoraxchirurgie, Krankenhaus St. Adolf-Stift, Reinbek, Deutschland
E-Mail: shahram.khadem@krankenhaus-reinbek.de

L. Kasakov
Klinik für Allgemein- und Viszeralchirurgie, Bundeswehrkrankenhaus, Hamburg, Deutschland
E-Mail: dr_kasakov@web.de leonidkasakov@bundeswehr.org

© Springer-Verlag GmbH Deutschland, ein Teil von Springer Nature 2023
L. Kasakov et al. (Hrsg.), *Allgemein- und viszeralchirurgische Eingriffe im 3. und 4. Jahr*, https://doi.org/10.1007/978-3-662-62502-6_12

Meist ist die inguinale Herniotomie ein elektiver Eingriff. Aber auch als Notfall kann dieser Eingriff im Rahmen von Inkarzerationsgeschehen dein operatives Geschick herausfordern. Auch diese inkarzerierten Leistenhernien werden zunehmend mit posterioren minimalinvasiven Verfahren operiert (Carus 2013). Für die bisher (aufgrund der Infektionsgefahr des Fremdmaterials) stets abgelehnte Versorgung mit stabilisierenden Netzen bei inkarzerierten Hernien gibt es inzwischen gute Evidenzen, dass das Fremdmaterial kein Risikofaktor für Komplikationen ist (Venara et al. 2014).

12.2 Indikation und Operationsvorbereitungen

Während die posterioren laparoendoskopischen Operationsverfahren nach der Jahrtausendwende zunächst bei bilateralen Bruchgeschehen, bei der weiblichen Leistenhernie und beim Rezidiv nach anteriorer Herniotomie empfohlen wurden (Schumpelick et al. 2013), sind die minimalinvasiven Verfahren (TEP und TAPP) mittlerweile auch beim unilateralen männlichen primären inguinalen Bruch in den Leitlinien (Bittner et al. 2015) als gleichwertiges Verfahren genannt. Aufgrund der geringeren Rate an chronischen Leistenschmerzen (Berger 2016) werden die posterioren minimalinvasiven Verfahren von vielen Zentren mittlerweile bevorzugt eingesetzt. Anteriore Netzverfahren (z. B. nach Lichtenstein) sind hier nur noch Ausweichverfahren, z. B. beim Rezidiv nach posteriorem Eingriff.

Vielfach ist in der Hernienchirurgie der Slogan „tailored to the patient" zu lesen. Dies soll bedeuten, dass für jede Hernie eine maßgeschneiderte Operationsmethode angewendet werden soll. Im Rahmen dieser Diskussion wurden zahlreiche Untersuchungen durchgeführt, welches der beiden posterioren Verfahren (TEP und TAPP) in welcher Situation das Bessere ist. Bis auf einzelne Hernienentitäten (bei inkarzerierten Hernien sagt dir schon dein gesunder Chirurgenverstand, dass die TAPP unschlagbare diagnostische Vorteile hat), gibt es hier zum jetzigen Stand der Wissenschaft keine Unterschiede. Bei Z. n. (komplexen) offenen Unterbauchoperationen bietet die TAPP gewisse Vorteile aufgrund der direkten Sicht auf die gefährdeten Strukturen. Letztendlich gilt hier die Empfehlung, dass du das Verfahren anwenden solltest, bei dem die größere Expertise deinerseits vorliegt, und es könnte der Slogan „tailored to the surgeon" gelten. Bei der weiblichen Inguinalhernie gibt es keine evidenzbasierte Empfehlung für eines der posterioren laparoendoskopischen Verfahren, lediglich die Bevorzugung gegenüber den anterioren Verfahren gilt uneingeschränkt.

Auf das sehr vielfältige klinische Symptomenbild deiner Leistenhernienpatienten wird an dieser Stelle nicht weiter eingegangen. Lediglich ein Hinweis sei genannt: Die routinemäßige Exploration der kontralateralen (präoperativ nicht als von einer Hernie betroffen identifizierten) Seite ist weiterhin sehr umstritten und wird so auch in den Leitlinien kritisch beschrieben (Bittner et al. 2011, 2015). „Gefürchtet" ist der Patient, dessen vermeintliche Hernia incipiens en passant im Rahmen der operativen Therapie der betroffenen Seite auch mitversorgt wird, der dann postoperativ – obwohl er hier präoperativ keine Beschwerden hatte – plötzlich an einem chronischen Leistenschmerz-syndrom dieser Seite leidet. Diese Situation ist unbedingt zu vermeiden und präoperativ intensiv mit dem Patienten zu diskutieren. In unserem Patientenklientel wird im Rahmen der TEP-Hernienversorgung die Gegenseite nicht routinemäßig exploriert. Du solltest im Rahmen deiner präoperativen sonographischen Diagnostik auf eine ausreichende Expertise des Sonographeurs bestehen. Immer wieder werden kleinere Vorwölbungen von präperitonealem Fett in den inneren Leistenring unter dem Valsalvamanöver als Hernia incipiens deklariert (obwohl kein peritonealer Bruchsack in den Leistenkanal prolabiert) und operativ versorgt. Bei asymptomatischen Patienten kann die Versorgung dieser „Hernien" die oben genannte Situation heraufbeschwören. Zur Vermeidung post-operativer Schmerzsyndrome wird zunehmend auch auf perioperative interventionelle schmerztherapeutische Blöcke mit Lokalanästhetika zurückgegriffen (z. B. „transversus abdominis plane" = TAP-Block).

Entscheidend für die Übersicht bei der Präparation beider posterioren Verfahren ist eine leere Harnblase. Dies sollte bei den routinemäßigen Vorbereitungen deiner Patienten durch die Kollegen der Pflege dringend berücksichtigt werden. Auch die Anästhesie sollte hier wissen, dass eine sehr restriktive perioperative Flüssigkeitssubstitution not-wendig ist, um den Operationserfolg nicht zu gefährden. Sollte es hier Verständnis-schwierigkeiten geben, trägt meist schon die erste Anlage eines Dauerkatheters „unter dem Tuch" auf engstem Raum durch den Anästhesisten selbst sehr zum besseren Ver-ständnis der Situation bei.

12.3 TEP (total extraperitoneale Hernioplastik)

Christian von Schassen

12.3.1 Instrumentarium und Lagerung

Du lagerst deinen Patienten in Rückenlage mit Unterpolsterung der druckgefährdeten Körperstellen. Die Anlagerung eines Armes als Komfortmaßnahme für das OP-Team ist bei der TEP-Herniotomie (im Gegensatz zur TAPP) nicht zwingend erforderlich, beide Arme können also ausgelagert werden und stehen der Anästhesie somit zur Verfügung. Du stehst als Operateur auf der Gegenseite der Hernie (bei bilateralen Befunden auf der Seite des kleineren Vorfalls, und beginnst mit dem klinischen Hauptbefund, es findet ein Seitenwechsel mit deinem Assistenten zur Präparation der anderen Seite statt).

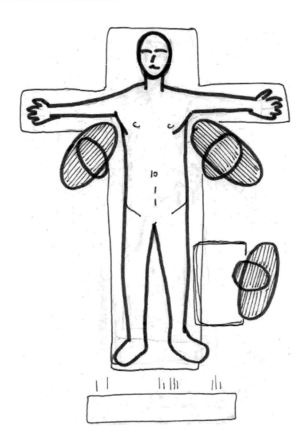

Bezüglich des Instrumentariums wird es einen Standard in deinem Krankenhaus für den laparoendoskopischen Hernienrepair geben. Letztendlich kommt es auf eine gute Mischung aus scharfen und stumpfen Fassinstrumenten an. Eine Schere darf nicht fehlen, und es sollte die Möglichkeit der Koagulation an allen Geräten vorhanden sein (Anschluss für den monopolaren Strom, aber auch bipolare Koagulationsdevices sind weit verbreitet). Bezüglich des Gebrauchs der verschiedenen Instrumente wirst du dich im Rahmen deiner Lernkurve durch die Operationstechnik deiner verschiedenen Lehrerinnen und Lehrer inspirieren lassen, um den für dich passenden Präparationsstil zu entwickeln. Der Monitor wird am Fußende des Patienten platziert.

Das Thema Antibiotikaprophylaxe im Rahmen der Implantation von Fremdmaterial wird weiterhin kontrovers diskutiert. Es gibt Operateure, die eine grundsätzliche prä-operative Antibiotikaprophylaxe (als „single shot") empfehlen (Carus 2013). Auch die entsprechende S1-Leitlinie (AWMF 2012) empfiehlt dies auf sehr niedrigem Evidenz-niveau. Die spezifischen Leitlinien für die Leistenhernienchirurgie (Bittner et al. 2011, 2015) empfehlen einen differenzierten Ansatz mit einer Prophylaxe nur bei vorliegenden

Risikofaktoren. Im klinischen Alltag hat es sich bewährt, z. B. ab einer anästhesiologischen Risikoklassifikation gemäß ASA 3 (und höher) eine Prophylaxe mit einem Cephalosporin durchzuführen.

12.3.2 Operationsschritte

1. Zugang, Pneumopräperitoneum, Trokare.
2. Präparation des Bruchsacks.
3. Netzimplantation.
4. OP-Abschluss.

Zugang, Pneumopräperitoneum, Trokare
Die nachfolgenden Schilderungen gelten für die unilaterale Leistenhernie, wobei Besonderheiten bei bilateralen Befunden entsprechend erwähnt werden. Während der gesamten Operation dokumentierst du die wesentlichen Operationsschritte aus Gründen der Qualitätssicherung, sicherlich findet eine Archivierung der Bilder in deinem Krankenhaus z. B. im KIS und/oder im PACS der Radiologie statt.

Der erste Hautschnitt erfolgt sub- oder periumbilikal mit einem Stichskalpell (Klingenform 11). Bei voroperierten Patienten (z. B. bei Z. n. Cholezystektomie) kann der alte Hautschnitt als Zugang genutzt werden, allerdings solltest du dann subkutan eher etwas von der Narbe wegpräparieren, damit du auf der Faszienebene keine Probleme mit Narbensträngen hast. Du stellst die vordere Rektusscheide stumpf mit zwei Langenbeck-Haken dar. Dann hebst du das Faszienblatt mit einem Fassinstrument an (chirurgische Pinzette, scharfe Klemme) und inzidierst die vordere Rektusscheide (wiederum mit dem 11er-Skalpell) auf der Seite der Hernie (bei beidseitigen Hernien auf der Seite des Hauptbefundes). Hierbei gehst du sehr vorsichtig vor, solltest du das Messer zu tief gleiten lassen, werden dich in den nächsten Minuten Blutungen aus der Muskulatur begleiten, welche dich sehr stören werden. Die Inzision der vorderen Rektusscheide wird stumpf mit einer Schere gespreizt und damit so erweitert, dass du mit den Langenbeck-Haken sukzessive die Rektusmuskulatur komplett nach lateral dissezierst. Falls einzelne Fasern medial an der Linea alba „kleben", ist dies nicht so schlimm, du kannst einfach unter ihnen hindurchtauchen. Ein Langenbeck-Haken lädt nun die Rektusmuskulatur nach lateral und kaudal zur Seite, der andere Haken hält den Situs offen. Solltest du hier bei der Präparation ein peritoneales Loch verursacht haben, kannst du dieses direkt unter Sicht übernähen. Es wird nun ein feuchter kleiner Stieltupfer („Stielchen", „Pieps") sanft eingeführt, mit diesem gleitest du vorsichtig unter manueller Kontrolle von außen (manuelles Ertasten des Stieltupfers durch die Bauchdecke) bis zur Symphyse hinab. Hierbei ergeben sich keine größeren Widerstände. An der Symphyse angekommen, kannst du mit diskreten Bewegungen nach lateral schon den ersten Teil der Dissektion des präperitonealen Raums durchführen.

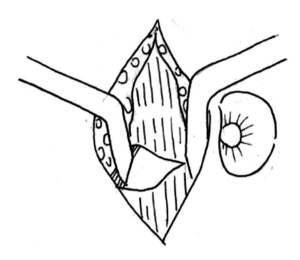

Der Stieltupfer wird vorsichtig wieder entfernt, und ein feuchter Ballondissektor wird wiederum nach Einstellung beider Langenbeck-Haken hinter der Rektusmuskulatur platziert und unter Kamerasicht in Richtung Symphyse geführt. Es gibt hierzu vorgefertigte einseitige und beidseitige Dissektionsballons. Mit einer Ballonpumpe wird der Ballon unter videooptischer Kontrolle insuffliert, bis eine ausreichende Dissektion erzielt ist. Achte darauf, dass die epigastrischen Gefäße ventral des Ballons bleiben. Ein präoperativer Blick in das Manual des Ballondissektors hilft dir bei der Antwort auf die Frage, wie oft du den Ballon insufflieren darfst. Ein lauter Knall und die nachfolgende akribische Suche nach Ballonresten im Operationssitus können so vermieden werden. Zeichen einer ausreichenden Dissektion durch den Ballon sind eine sichtbare Symphyse und – bei direkten Hernien – die manchmal sichtbare invertierte Fascia transversalis. Bei der einseitigen Hernie solltest du die Gegenseite komprimieren, um hier eine Dissektion zu vermeiden. Einige Operateure bevorzugen die Dissektion des präperitonealen Raumes stumpf z. B. mit der Kamera oder „blind" mit einem stumpfen Instrument. Wir halten die Dissektion unter Sicht mit einem Ballon für die sicherste Variante, da die Gefahr von Verletzungen des Peritoneums und der epigastrischen Gefäße so am geringsten ist – wobei es hierfür keine Evidenz gibt.

Nach Ablassen der Luft aus dem Ballon entfernst du diesen (Inspektion auf Vollständigkeit!) und stellst den subumbilikalen Zugang wieder mit den Langenbeck-Haken ein. Nun wird der Kameratrokar eingesetzt und das Pneumopräperitoneum angelegt. Solltest du einen speziellen Abdichttrokar benutzen, kannst du den Trokar weit hineinschieben, den Verschlussstopfenballon aufblasen und dann den Trokar maximal zurückziehen. Damit kommt der Verschlussstopfen direkt unter der Faszie zu liegen. Wenn du einen normalen 12-mm-Trokar benutzt, kannst du diesen mit Situationsnähten an der Faszie gegen ein akzidentelles Entfernen sichern. Diese Situationsnähte können gleich so angelegt werden, dass sie am Ende der OP zum Verschluss der Faszie genutzt werden können. Nachdem die Kamera eingeführt wurde, siehst du den dissezierten präperitonealen Raum, unten im Bild ist meist die Linea arcuata zu sehen. Falls du nun auf Darmschlingen blickst, sollte die Operation – eine entsprechende Expertise voraus-gesetzt – als TAPP fortgesetzt werden. Daher sollte bei der Aufklärung darauf geachtet werden, den Verfahrenswechsel mit zu erwähnen.

Es werden nun zwei weitere Arbeitstrokare angelegt. Während bei der TAPP regel-haft die Arbeitstrokare auf Höhe des Nabels im linken und rechten Mittelbauch angelegt werden, gibt es bei der TEP einige Varianten. Der Autor dieses Kapitels bevorzugt die Anlage in der Medianlinie im Unterbauch (ca. 5 cm oberhalb der Symphyse und wiederum 3 cm oberhalb davon, eine akzidentelle leichte Abweichung von der Mittel-linie stellt kein wesentliches Hindernis dar). Der untere Trokar ist 5 mm groß, der obere 12 mm. Auch der obere Trokar kann als 5-mm-Variante angelegt werden, allerdings musst du das Netz später dann blind durch den 12-mm-Kameratrokar einführen, dies erschwert meist die Platzierung etwas. Der obere der beiden Arbeitstrokare liegt hier-bei meist etwas kranial der Linea arcuata, bei der Anlage solltest du das Peritoneum schonen, um ein Pneumoperitoneum zu vermeiden. Dies behindert deine weitere Präparation im weiteren Verlauf der Operation erheblich.

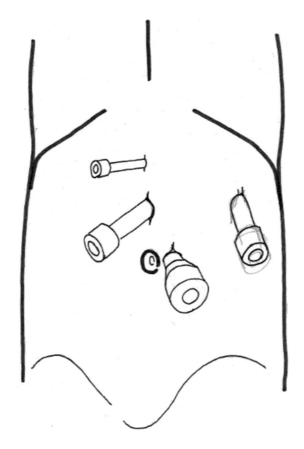

Nachteil der vorgenannten Platzierung der Trokare ist die kaum vorhandene Triangulation der Arbeitsinstrumente, was aber im Rahmen der Lernkurve problemlos trainierbar ist. Bei der zweiten häufig genutzten Variante wird der zweite Arbeitstrokar lateral im Mittelbauch der betroffenen Seite (bei bilateralen Befunden auf der Seite des Hauptbefundes) platziert. Nachteil ist hierbei, dass der Weg dorthin zunächst präpariert werden muss, was dann nur mit einem Instrument möglich ist. Auch die Versorgung der Gegenseite bei beidseitigen Hernien ist durch den langen Weg erschwert. Solltest du beim ersten Blick mit der Kamera in den Situs auf eine schon jetzt deutlich gefüllte Harnblase blicken, ist die Anlage eines Harnblasenkatheters nun zu veranlassen. Dieser kann unmittelbar postoperativ wieder entfernt werden.

Präparation des Bruchsacks

Zunächst erfolgt die Orientierung: Der obere Schambeinast, die epigastrischen Gefäße und der innere Leistenring (falls möglich) werden gesichtet. Als nächstes stellst du die laterale Bauchwand dar. Hierzu präparierst du teils stumpf, teils scharf/elektrisch weit ventral (ohne die epigastrischen Gefäße zu verletzen) und dann weiter nach lateral, die „Spinnenweben" zwischen Peritoneum und Bauchwand werden aufgelöst. Die peritoneale Grenze sollte hierbei identifiziert werden und kann so weiter nach medial verfolgt werden. Dies erleichtert das Auffinden der peritonealen Umschlagfalte an den Samenstranggebilden. Sollten die epigastrischen Gefäße zu weit durchhängen oder bei der Dissektion bereits verletzt worden sein, zögere nicht, diese zu klippen und zu resezieren. In diesem Fall erleichtert es die weitere Präparation enorm. Wenn du die laterale Bauchwand erreicht hast, erfolgt die Dissektion nach kranial. Hierbei ertastest du von außen manuell die Spina iliaca anterior superior, da diese das Ende der kraniolateralen Dissektion markiert.

Nun arbeitest du in Richtung der Samenstranggebilde weiter: Von lateral werden die Gebilde nach und nach voneinander getrennt. Hierzu nimmst du z. B. mit einem Dissektor von lateral immer wieder kleine Gewebeportionen und dissezierst diese stumpf nach medial. Ziel ist zunächst v. a. die Identifikation der peritonealen Umschlagfalte. Du arbeitest hierbei bimanuell, ein Instrument sorgt für die Spannung des Gewebes, das andere disseziert es. Du entwickelst sukzessive den Situs, Hodengefäße und Ductus deferens müssen hierbei identifiziert werden. Wenn der Samenleiter identifiziert ist, kann auch von medial präpariert werden, indem der Ductus deferens vorsichtig (Schonung der großen Röhren, also der Iliakalgefäße) unterfahren wird. Nach vollständiger Präparation, wobei du den Samenleiter immer medial und die Hodengefäße immer lateral antriffst, ergibt sich das Bild eines umgedrehten V, dessen Spitze auf den inneren Leistenring zeigt. Der Samenleiter darf bei der Präparation nicht direkt mit den Fassinstrumenten gepackt werden, um eine Quetschung oder Verletzung zu vermeiden. Im Falle eines lateralen Bruchgeschehens (häufigste Variante) wird der peritoneale Bruchsack weit nach dorsokranial abgeschoben. Nicht unerwähnt bleiben sollen die großen Gefäße (Iliakalvene und -arterie), welche sich dorsokaudal der Samenstranggebilde befinden. Diese solltest du unbedingt schonen, da eine Verletzung zu heftigen lebensbedrohlichen Blutungen führen würde. Falls der Bruchsack deutlich in den inneren Leistenring hineinragt, wird dieser ebenfalls unter stetem Zug abpräpariert. Bei der Maximalvariante (offener Processus vaginalis testis) muss der Bruchsack irgendwann (wenn die Präparation nicht mehr voranschreitet) scharf durchtrennt werden und in Richtung Abdomen verschlossen werden (Schlingenligatur, Clip, Stapler). Nach dorsokranial sollte der Peritonealsack insgesamt weit abgeschoben sein, um dort eine gute „Standposition" für die untere Netzkante zu liefern. Das Abschieben bezieht sich auch auf den peritonealen Überzug des Samenleiters, da die Netzpositionierung sonst nicht gelingt.

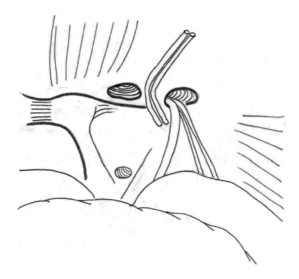

Eine besondere Herausforderung für dich bedeutet die Existenz eines sogenannten Samenstranglipoms. Einige Autoren beschreiben dieses auch als „Schrittmacherlipom", da es die Entstehung einer indirekten Leistenhernie begünstigen soll. Einfach und problemlos aus dem Leistenkanal luxierbare Lipome können natürlich versorgt werden. Bei der Präparation eines weit im Leistenkanal liegenden Lipoms sollte dies aber nicht in extenso präpariert werden. Auch häufig anhängende Lymphknoten sollten möglichst belassen werden, da hier stärkere Blutungen drohen.

Natürlich werden die möglichen weiteren Bruchpforten durch dich überprüft (mediale Leistenhernie, Schenkelhernie zwischen großen Gefäßen und Symphyse, Obturatorhernie unterhalb der Symphyse) und medial wird das prävesikale Fettgewebe disseziert. Bei letztgenannter Tätigkeit kann es manchmal zu unangenehmen Blutungen kommen, daher sollte hier sehr schonend vorgegangen werden. Wenn es hier doch zu Blutungen kommt, sollten diese mit gezielten kurzen Stromapplikationen koaguliert oder mittels eines Clips versorgt werden. Falls ein Zweifel besteht, ob die Harnblasenwand bei der Präparation verletzt wurde, kann die Harnblase retrograd gefüllt werden (ggf. mit Farbstoff), hierzu ist natürlich die intraoperative Anlage eines Harnblasenkatheters erforderlich.

Sollte es bei der Präparation zu Läsionen des Peritoneums gekommen sein, gibt es bezüglich deren Versorgung keine evidenzbasierte Handlungsempfehlung. Der Autor dieses Kapitels bevorzugt eine Versorgung mit Naht oder Clips ab einer Größe von ca. 2 cm.

Falls eine bilaterale Leistenhernie vorliegt, wechseln du und dein Assistent die Seiten, und es erfolgt nun die Präparation der Gegenseite in gleicher Art und Weise – möglicherweise ist dies auch eine gute Formulierung für deinen OP-Bericht.

Netzimplantation, Fixierung
Wenn du die oben genannten Wegpunkte abgearbeitet hast, nimmst du nun die Netzimplantation vor. Die aktuell zur Verfügung stehenden Netze sind meist aus PP oder PVDF hergestellt, es gibt verschiedene Formen, welche teilweise anatomisch/ dreidimensional geformt sind. Allen gemeinsam ist, dass sie problemlos für die Stabilisierung deiner Hernienversorgung verwendet werden können. Die anatomisch vorgeformten Netze bieten einen gewissen Komfort im Rahmen der Platzierung, je nach Rigidität „springen" die Netze nach dem Einbringen schon in die gewünschte Position. Je nach Wahl deiner Trokare wirst du das Netz entweder „blind" über den Kameratrokar oder kontrolliert unter Sicht über den zweiten 12-mm-Arbeitstrokar einbringen. Die zweite Variante ist bei noch nicht ausreichend fortgeschrittener Lernkurve zu bevorzugen.

Vor der Einführung in den Situs rollst oder faltest du das Netz. Auch hier wirst du dich von den Vorschlägen deiner verschiedenen Lehrerinnen und Lehrer inspirieren lassen, um so letztendlich deinen Weg zu finden. Das komplette Einrollen des Netzes bietet den Vorteil, dass es sehr kontrolliert positioniert und dann dort ausgerollt werden kann. Eine Netzfaltung springt im Situs meist direkt auf, sodass die Positionierung ggf. nicht so kontrolliert gelingt. Den Trokar hier zur Positionierung als „Joystick" zu verwenden wird dir bei diesem Problem helfen. Nach dem kompletten Einrollen des Netzes lässt es sich häufig nicht so zwanglos entrollen, daher bevorzugt der Kapitelautor die Methode des Faltens. Die meisten Netze haben die Größe 15 × 10 cm. Bei sehr schlanken und schmalen Patienten mit einer einseitigen Versorgung solltest du dich nicht scheuen, das Netz an den Rändern ein wenig zu kürzen (um ca. 1–2 cm in Breite und Höhe). Dies vermeidet eine bei diesen Patienten manchmal unnötig durchgeführte Dissektion in extenso in allen Dimensionen, um das Netzlager ausreichend groß zu gestalten.

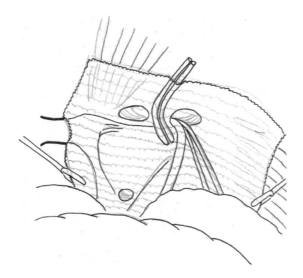

Nachdem du das Netz dorsal vor den Peritonealsack „gestellt" hast, überprüfst du, ob eine ausreichende Überdeckung aller Bruchpforten vorhanden ist und ein faltenfreier Sitz vorliegt. Natürlich muss die Hernie gut überdeckt werden. Eine Fixierung ist bei der TEP-Technik nur sehr selten notwendig. Hier gilt lediglich die Empfehlung, dass große mediale Brüche (> 3 cm, M3 gemäß EHS-Klassifikation) sparsam fixiert werden sollten. Hierbei solltest du Fibrinkleber als Fixierungsdevice nutzen, um die Rate der chronischen Leistenschmerzsyndrome möglichst niedrig zu halten. Diese Empfehlungen sind auf hohem Evidenzniveau in den Leitlinien beschrieben (Bittner et al. 2015). Bei der TAPP gelten diese Empfehlungen im Übrigen für die großen medialen und lateralen Hernien (M3 und L3). Sollte das Netz sich beim Versuch der Einlage als zu groß herausstellen, kannst du es auch wieder entfernen. Hier packt man das Netz an einer Ecke mit einem scharfen Fassinstrument, dreht es wie Spaghetti leicht ein und entfernt es dann. Hierzu muss zwingend neben dem Kameratrokar ein zweiter 12-mm-Trokar vorhanden sein. Nach adäquater Kürzung des Netzes kann es wieder eingebracht und platziert werden. Eine Antibiotikagabe – falls noch nicht geschehen – ist in dieser Situation fakultativ (keine Evidenz).

OP-Abschluss

Wenn du mit deiner Netzpositionierung gemäß den vorgenannten Qualitätskriterien zufrieden bist, musst du entscheiden, ob eine Drainage erforderlich ist. Blutungskomplikationen während der vergangenen Operation und eine gerinnungsmodulierende Dauermedikation des Patienten sind Faktoren, die dich zu einer Drainage tendieren lassen. Auch große skrotale Hernien sowie ein offener Processus vaginalis testis sollten eine Drainage erhalten, um einem erhöhten Seromrisiko entgegenzuwirken (Bittner et al. 2015).

Die Drainage kann bei Bedarf über den kaudalen Trokar im medianen Unterbauch eingeschoben und mit einem Arbeitsinstrument platziert werden.

Abschließend wird das Netz am Unterrand mit 1–2 stumpfen Arbeitsinstrumenten in seiner Position fixiert. Die Gasinsufflation in den Operationssitus wird abgestellt, und ein Trokar wird geöffnet, sodass das CO_2 langsam entweichen kann. Währenddessen beobachtest du auf dem Bildschirm, wie der Peritonealsack über das Netz „krabbelt", ohne dieses zu verschieben. Auch die Position der ggf. gelegten Drainage kann dann mitkontrolliert werden. Nach vollständigem Zusammenfall des Situs werden Instrumente und Trokare entfernt, es erfolgt der Faszienverschluss bei den 12-mm-Zugängen. Die Hautnaht wird im Sinne des Patientenkomforts durchgeführt – vorzugsweise in intrakutan versenkter Nahttechnik mit resorbierbarem Nahtmaterial.

12.4   TAPP (transabdominelle Hernioplastik)

Sharham Khadem und Leonid Kasakov

12.4.1 Instrumentarium und Lagerung

Der Patient befindet sich in Rückenlage, ähnlich wie bei der TEP, jedoch müssen dieses Mal beide Arme angelagert werden. Bei der Versorgung einseitiger Hernien kann der Arm auf der Seite der Hernie ausgelagert bleiben. Deine Flexibilität, besonders bei der Naht des Peritoneums, wird bei ausgelagerten Armen um Einiges eingeschränkt.

Die Lagerung ist für die gleichzeitige Versorgung der kontralateralen Seite maßgeblich entscheidend. Außerdem wirst du zwangsläufig beide Seiten inspizieren müssen, um ggf. in derselben Sitzung die Möglichkeit zu haben, auch beide Seiten versorgen zu können. Selbstverständlich muss dein Patient darüber im Vorfeld aufgeklärt worden sein.

Du stehst als Operateur immer auf der gegenüberliegenden Seite des Befundes. Es ist ratsam, mit der aufwendigeren Seite zu beginnen und dann auf die andere Seite zu wechseln. Außerdem empfehlen wir, deinen Assistenten auf eine „Stufe" zu stellen, damit der kameraführende Assistentenarm nicht mit deinen Armen kollidiert. Der Patient wird ca. 30° „kopftief" gelagert. Sicherungsgurte und Unterpolsterungen verstehen sich von selbst. Der Monitor steht wie bei der TEP am Fußende. Auch hier sei der Vorteil der präoperativen Entleerung der Harnblase erwähnt.

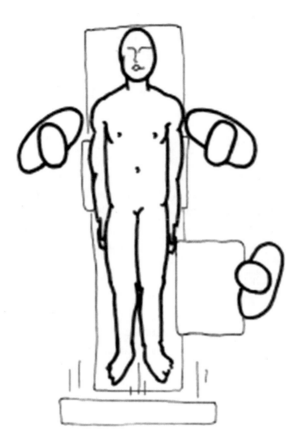

Die Instrumente sind die gleichen, die du für jede Laparoskopie brauchst. Es ist ratsam, so kleine Zugänge wie möglich zu verwenden, um das Risiko für spätere Trokarhernien zu minimieren. Es sind also meistens zwei 5-mm-Arbeitstrokare und ein 10-mm-Kameratrokar ausreichend, das Netz wird in diesem Fall durch den Kameratrokar in die Bauchhöhle eingebracht. Verwendest du eine 5-mm-Optik, führst du das Netz über einen der beiden Arbeitstrokare ein.

Bei der TAPP sind die Netze meistens gut durch den Verschluss des Peritoneums fixiert, eine zusätzliche Fixierung kommt sehr selten infrage (z. B. bei löchrigem, auf-gebrauchtem Peritoneum). Soll das Netz doch fixiert werden, kann das vorzugsweise mit (Fibrin-)Kleber im speziellen Applikator, einem Tacker mit resorbierbaren Haken (Schrauben) oder einfach mit einer Fixierungsnaht erfolgen. Kleber sind zu bevorzugen, da hier die geringste Gefahr der Nervenirritation besteht. Nicht zu vergessen sind auch selbstfixierende Netze.

Die Wahl des Netzes überlassen wir deiner medizinischen und wirtschaftlichen Klinikführung, auf dem Markt gibt es ein großes Angebot.

Die Kamera sollte eine Winkeloptik besitzen, diese erleichtert die Präparation der „Ecken" und die Netzplatzierung. Die Möglichkeit zur Elektrokoagulation ist obligat. Für den Verschluss des Peritoneums haben sich Fäden mit selbstverankernden Schlaufen und Widerhaken bewährt. Natürlich kannst du auch einen herkömmlichen resorbierbaren Faden verwenden, dies trainiert deine Fähigkeiten der laparoskopischen Naht.

12.4.2 Operationsschritte

Eine supraumbilikale Inzision gibt dir den nötigen Abstand zu den Leistenregionen. Bei nicht voroperierten Patienten bevorzugen wir das Einbringen des Optiktrokars in Minilaparotomietechnik, aber auch die anderen Methoden (Veres-Kanüle, Trokare zur direkten Visualisierung der Trokareinbringung) sind absolut legitim. Falls eine Nabelhernie besteht, wählen wir den offenen Zugang über die Bruchpforte und versorgen die Umbilikalhernie zum Operationsabschluss.

Endlich in der Peritonealhöhle angelangt, solltest du das gesamte Abdomen von innen inspizieren. Beide Leistenregionen müssen einer Bilddokumentation unterzogen werden. Es ist nicht selten, dass eine bestehende Hernie auf der nicht betroffenen Seite oder in der Bauchwand klinisch nicht adäquat diagnostiziert wird. Deswegen lohnt es sich, den Patienten für die mögliche Versorgung der vermeintlich nicht betroffenen Seite präoperativ aufzuklären. Allerdings sei hier auf die oben stehenden Anmerkungen zur Versorgung asymptomatischer Leistenhernien hingewiesen.

Dann werden unter Sicht beidseits ungefähr auf Nabelhöhe die zwei weiteren 5-mm-Trokare jeweils am lateralen Rand des M. rectus abdominis eingebracht. Wie du bereits aus dem Teil 1. unseres praktisch orientierten Buches weißt, verlaufen die epigastrischen Gefäße oberhalb der Linea arcuata in der Mitte des Muskelbauches. Je lateraler du gehst, desto geringer ist das Verletzungsrisiko.

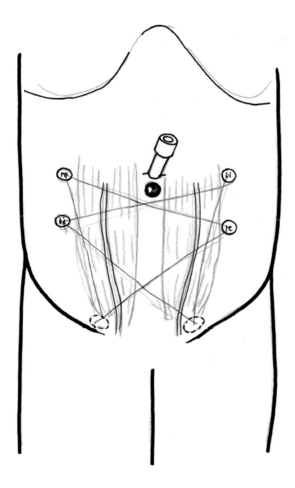

Präparation des Bruchsacks

Der mediale Bruchsack lässt sich meistens leicht vom M. transversus abdominis dissezieren, der laterale hingegen sitzt fest im Leistenkanal. Medial von diesem lateralen Bruchsack verläuft der Ductus deferens, lateral die Samenstranggefäße.

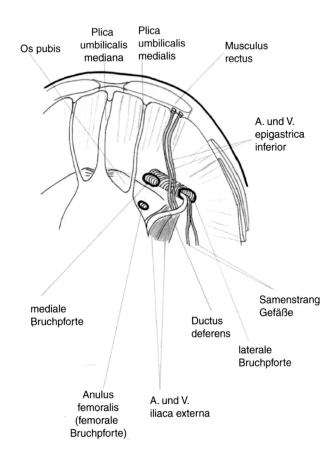

Während der Präparation, die teils scharf, teils stumpf verlaufen kann (wir arbeiten gerne mit der Schere), sollst du beide Strukturen identifizieren, um die Stromverwendung an sensiblen Stellen zu vermeiden. Setze deine Inzision von lateral nach medial bogenförmig, sodass der höchste Punkt des Bogens knapp oberhalb der Bruchpforte liegt. Wir fangen lateral an, weil lateral zwischen M. transversus abdominis und Peritoneum kaum Fettgewebe vorhanden ist und das Peritoneum sich leicht von Muskel abpräparieren lässt. Mediale Grenze der Inzision ist die Plica umbilicalis medialis. Diese soll nicht durchtrennt werden, das bringt für weitere Präparation keine Vorteile.

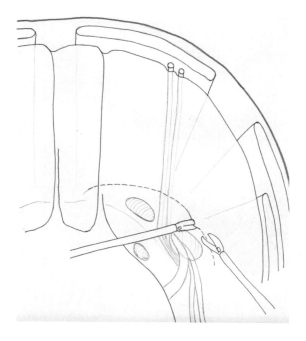

Der Samenleiter und die Gefäße bilden ein umgekehrtes V, zwischen den V- Schenkeln befinden sich die großen Röhren – Arteria und Vena iliaca externa. Das Ganze nennt sich „triangle of doom" (siehe die o. g. anatomische Zeichnung nochmals an). Nun kannst du mit der Präparation des Bruchsacks anfangen. Wichtig dabei ist, dass du immer am Bruchsack bleibst, bis Ductus deferens und Gefäße eindeutig identifiziert sind. Dabei hilft es, den Bruchsack von medial und von lateral anzugehen oder sogar die Spitze des Bruchsacks in der Tiefe zu fassen und mit dosiertem Zug herauszubringen. Hast du den Bruchsack aus dem Leistenkanal befreit, gehe weiter nach medial. Es kommt manchmal vor, dass der Bruchsack nicht vollständig reponibel ist. Dann kannst du das Peritoneum einschneiden und den Bruchsack im Leistenkanal oder sogar im Skrotum belassen. Nachteilig hieran ist jedoch eine mögliche vermehrte Serombildung.

Medial ist die Präparation gelegentlich etwas schwerer, weil das Fettgewebe ausgeprägter ist. Stelle auf jeden Fall den Schambeinast dar, damit das Netz regelrecht platziert wird – das bedeutet, dass mindestens das untere Drittel des Netzes tiefer als das Lig. inguinale (Poupart-Band) liegt. An der Stelle, wo das Leistenband am Schambeinast ansetzt, bildet das Bindegewebe noch das Lig. lacunare (Gimbernat-Band) und das Lig. pectineale (Cooper-Band). Alle drei Ligamente und die V. iliaca externa von lateral stellen die femorale Bruchpforte dar, die du ebenfalls mit dem Netz abdecken solltest. Um das Ganze noch ein wenig komplizierter zu machen, läuft durch dieses Gebiet eine arterielle Anastomose zwischen A. epigastrica inferior und A. obturatoria. Die drei

Gefäße die bilden die berühmt berüchtigte „Corona mortis", die man besser in Ruhe lässt. Präpariere hier stumpf und vorsichtig ohne Stromverwendung.

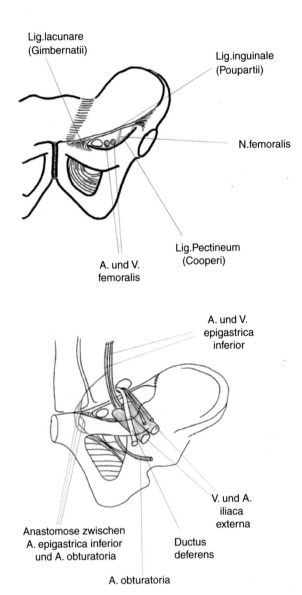

Lig.lacunare
(Gimbernatii)

Lig.inguinale
(Poupartii)

N.femoralis

A. und V.
femoralis

Lig.Pectineum
(Cooperi)

A. und V.
epigastrica
inferior

V. und A.
iliaca
externa

Anastomose zwischen
A. epigastrica inferior
und A. obturatoria

Ductus
deferens

A. obturatoria

Das Peritoneum wird nun nach dorsal so weit abgeschoben, dass das Netz zwischen Ductus deferens und Harnblase platziert werden kann. Nachfolgend kommt es darauf an, dass du das Peritoneum in allen Richtungen weitläufig dissezierst, vor allem nach medial und dorsal. Die ventrokraniale Peritonealtasche ist genauso wichtig, um die obere Netzkante „stehend" platzieren zu können. Lateral kann die Präparation immer etwas erweitert werden, wenn medial Falten entstehen. Die mediale Präparation ist ebenfalls entscheidend, um Rezidive zu vermeiden. Die dorsale Präparation verhindert die Faltenbildung der Unterkante und die damit verbundene „Netzinsuffizienz".

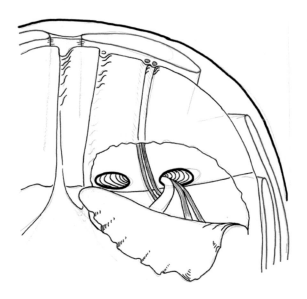

Netzimplantation und Peritonealnaht

Ein Standardnetz für eine laparoendoskopische Hernienversorgung ist 15 × 10 cm groß. Menschen sind dagegen unterschiedlich gebaut – und das Netz kann einfach zu groß sein. In diesem Fall kann das Netz gekürzt werden. Wenn du die Größe deiner präparierten Fläche nicht einschätzen kannst, nimm ein steriles Maßband, bringe es in die Bauchhöhle ein und miss deinen „Umschlag" aus. Das Maßband muss natürlich wieder entfernt werden. Denke daran, dass alle Bruchpforten weit abgedeckt werden sollen. Ganz egal, wie du das Netz in die Bauchhöhle einbringst – gerollt, gefaltet oder nur geknickt – liegt das Netz immer wieder ganz anders als gewünscht. Zunächst soll das Netz entfaltet werden. Bei gestreiften Netzen ist es einfach, die horizontale und vertikale Ausrichtung zu erkennen, bei monochromen Netzen brauchst du dafür ein paar Augenblicke mehr.

Beginne das Ausrichten des Netzes medial und dorsal. Die mediale Grenze des Netzes kommt (fast) in der Medianlinie zu liegen, wobei die mediale Netzkante lateral und ventral der Harnblase anliegen und die mediodorsale Netzecke um Einiges tiefer als das Schambein positioniert werden soll. Eine große mediale Hernie benötigt eine ausreichende ventrokaudale Netzlänge, damit die Oberkante der Bruchpforte gut abgedeckt bleibt. Das Netz soll dorsal „stehen", dann kannst du das Netz nach ventral und lateral ausbreiten und in die vorpräparierten Taschen stecken. Das Netz soll faltenfrei ausgebreitet sein.

Solltest du doch einen Tacker verwenden wollen, darfst du ihn keinesfalls im Bereich des „triangle of pain" oder des „triangle of doom" benutzen. Der „Schmerzdreieck" ist ein Gebiet, das lateral der Samenstranggefäße und unterhalb des Leistenbandes liegt. Dort verlaufen die Äste des N. genitofemoralis, die bei Irritation (chronische) Schmerzen verursachen können. Ähnliches gilt für den Kleber. Einige Klebersorten werden nach der Applikation heiß oder sorgen für überschießende Narbenbildung. Letzteres kann unangenehme Neuralgien verursachen. Bei der TAPP gilt die Empfehlung, dass große mediale und laterale Brüche (> 3 cm, M3/L3 gemäß EHS-Klassifikation) sparsam fixiert werden sollten. Diese Empfehlungen sind auf hohem Evidenzniveau in den Leitlinien beschrieben (Bittner et al. 2015).

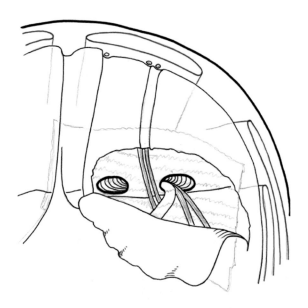

Jetzt kannst du dich an deiner Geschicklichkeit erfreuen. Das Peritoneum musst du immer verschließen. Das Peritoneum bildet lediglich einen Umschlag, in dem das Netz wie ein Brief liegt. Der Kontakt zwischen Darm und Netz ist zu vermeiden. Adhäsionen, die zwischen Netz und Darmserosa entstehen, können zu Darmperforationen, Fistel-bildungen oder Darmpassagestörungen führen. Ist das Peritoneum so stark lädiert, dass kein suffizienter Verschluss gelingt, kommt ein IPOM-Netz infrage. Kleinere Lücken von 5 mm sind tolerierbar, aber nicht wünschenswert. Am besten eignet sich ein selbst-fixierender Faden für den Verschluss des Peritoneums. Es ist ratsam, lateral mit der Naht zu beginnen, um den Faden mit dem Knoten später medial im peritonealen Fett zu ver-senken. Wenn der große laterale Bruchsack vollständig herauspräpariert ist, hast du einen ordentlichen Überschuss an peritonealem Gewebe. Reseziere dieses nicht, so kannst du die Unterkante des Peritoneums locker und spannungsfrei nach oben bringen. Der selbst-fixierende Faden hat ein Auge am Ende, das erspart dir das Knoten, wenn du nach dem

Durchstechen beider Peritonealblätter die Nadel durch dieses Auge führst. Noch einfacher wird es, wenn die operationstechnische Assistenz vorher schon die Nadel in das Auge schiebt und die Schlaufe ein wenig erweitert. Stich zunächst das obere Blatt an. Um die Nadel immer wieder richtig mit dem Nadelhalter greifen zu können, mache das in dem Moment, in dem die Nadel gerade aus dem unteren Blatt ausgestochen wird. Die Nadel ist stabil und kann bequem gegriffen werden. Nach 2–3 lockeren Ein- und Ausstichen kann der Faden durchgezogen werden. Verfolge die Nadel dabei mit der Kamera, um unnötige Darmverletzungen zu verhindern. Beim letzten Stich bilde wieder eine Schlaufe und ziehe den Faden zu.

Zum Abschluss wird das Kapnoperitoneum abgebaut und die Trokare soweit wie möglich unter Sicht entfernt.

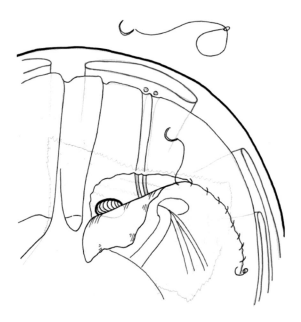

12.5 Nachbehandlung

Christian von Schassen

Nach Abklingen der Narkose musst du deinen Patienten visitieren und ihn über den OP-Verlauf und die weitere notwendige Nachbehandlung informieren. Eine körperliche Schonung ist für 10–14 Tage postoperativ empfehlenswert, wobei grundsätzlich keine Einschränkungen in der Belastbarkeit der Bauchdecke bestehen. Nach ca. 2 Wochen kann wieder eine vollständige Rückkehr zu den gewohnten (sportlichen) Aktivitäten erfolgen. Bei Patienten mit geringem perioperativem Risiko (ASA 1–2) wird der Eingriff zunehmend im ambulanten Setting durchgeführt. In diesem Fall solltest du den Patienten am 1. oder 2. postoperativen Tag in die Sprechstunde zur Sicherung des Operations-ergebnisses einbestellen. Die weiteren Kontrollen kann der Hausarzt übernehmen, dies gilt auch bei einer stationären Behandlung mit Entlassung am 1. oder 2. postoperativen Tag.

Der Patient sollte postoperativ eine ausreichende Analgesie erhalten, auch dies reduziert das Risiko eines postoperativen Schmerzsyndroms (Berger 2016). Hierüber und über Warnzeichen sowie erneute Vorstellungsgründe musst du deinen Patienten vor der Entlassung aufklären. Ebenfalls solltest du erwähnen, dass bis zur vollständigen Abheilung der inneren Wundflächen und bis zur Integration des Netzes 6–12 Monate vergehen. Daher ist es auch als normal zu interpretieren, wenn ein gelegentlicher unspezifischer Schmerz im Operationsgebiet in dieser Zeit auftritt.

Literatur

AWMF (2012) S1-Leitlinie Perioperative Antibiotikaprophylaxe

Berger D (2016) Evidenzbasierte Behandlung der Leistenhernie des Erwachsenen. Deutsches Ärzteblatt 113(9):150–158. https://doi.org/10.3238/arztebl.2016.0150

Bittner R, Arregui ME, Bisgaard T, Dudai M, Ferzli GS, Fitzgibbons RJ et al (2011) Guidelines for laparoscopic (TAPP) and endoscopic (TEP) treatment of inguinal hernia. International Endohernia Society (IEHS). Surgical endoscopy 25(9):2773–2843. https://doi.org/10.1007/s00464-011-1799-6

Bittner R, Montgomery MA, Arregui E, Bansal V, Bingener J, Bisgaard T et al. (2015) Update of guidelines on laparoscopic (TAPP) and endoscopic (TEP) treatment of inguinal hernia (International Endohernia Society). Surgical endoscopy 29(2):289–321. https://doi.org/10.1007/s00464-014-3917-8

Carus T (2013) Operationsatlas Laparoskopische Chirurgie. Indikationen – Operationsablauf – Varianten – Komplikationen. 3. Aufl. Springer, Berlin

Schumpelick V, Kasperk R, Stumpf M (2013) Operationsatlas Chirurgie, 4. Aufl. Thieme, Stuttgart

Venara A, Hubner M, Le Naoures P, Hamel JF, Hamy A, Demartines N (2014) Surgery for incarcerated hernia. Short-term outcome with or without mesh. Langenbeck's Arch Surg 399(5):571–577. https://doi.org/10.1007/s00423-014-1202-x

Dekubitusversorgung

13

Christoph Krüss und Leonid Kasakov

Inhaltsverzeichnis

13.1 Präambel

Die Eingriffe zur rekonstruktiven Behandlung der Dekubitalulzera im Sakralbereich und im Bereich des Trochanter majus stehen nicht explizit in der allen bekannten Tabelle „Was sollte ich wann operieren…?" der Deutschen Gesellschaft für Allgemein- und Viszeralchirurgie. Doch in vielen Krankenhäusern der Grund- und Regelversorgung gehört die Behandlung solcher Dekubitaldefekte zum täglichen Repertoire der allgemein- und viszeralchirurgischen Abteilungen. Betroffen sind in der Regel die älteren Patienten. Ein Vergleich der Alterspyramiden der Bevölkerung der Bundesrepublik Deutschland aus den Jahren 1990–2019 und eine Prognose für 2040 zeigen unmissverständlich, dass die Bevölkerung immer älter wird und die Inzidenz solcher Eingriffe

C. Krüss (✉)
Plastische Chirurgie, Praxisklinik Colonnaden, Hamburg, Deutschland
E-Mail: info@praxisklinik-colonnaden.de

L. Kasakov
Klinik für Allgemein- und Viszeralchirurgie, Bundeswehrkrankenhaus, Hamburg, Deutschland
E-Mail: leonidkasakov@bundeswehr.org

© Springer-Verlag GmbH Deutschland, ein Teil von Springer Nature 2023
L. Kasakov et al. (Hrsg.), *Allgemein- und viszeralchirurgische Eingriffe im 3. und 4. Jahr,* https://doi.org/10.1007/978-3-662-62502-6_13

demzufolge zumindest konstant bleibt. Aus diesem Grund finden wir, dass dieses Kapitel auf keinen Fall fehl am Platz ist. Bei der Vielfalt von möglichen Varianten konzentrieren wir uns auf eine der häufigsten verwendeten Lappenplastiken. Die Prinzipien der Versorgung sind in der Regel die gleichen. Präsentiert wird eine Rotationslappenplastik. Diese gehört zu sogenannten Nahlappenplastiken, bei denen das Gewebe aus unmittelbarer Nähe zum Defekt genommen wird, und sie ermöglichen gute funktionelle und optische Ergebnisse bei niedrigen Komplikationsraten.

13.2 Indikation, Kontraindikation und Operationsvorbereitungen

Der Eingriff muss präzise geplant werden.

Wichtig sind:

Allgemeine Voraussetzungen: Grund- und Begleiterkrankungen, welche den Immunstatus des Patienten negativ beeinflussen. Fortgeschrittene onkologische Erkrankungen, oder solche in der Phase der aktiven Behandlung, insulinpflichtiger Diabetes mellitus, Polyneuropathie infolge neurologischer Krankheiten, wie z. B. multiple Sklerose, Arzneimittel, die die Wundheilung hemmen (z. B. Kortison, Immunsuppressiva), generalisierte Infektionen, generalisierte fortgeschrittene Atherosklerose – all diese Faktoren oder deren Kombination werden dich vor die Frage stellen, ob eine plastische Defektdeckung überhaupt sinnvoll ist.

Spezifische Voraussetzungen: fehlende Compliance, mangelnder Pflege- und Ernährungszustand des Patienten, aber auch krankhafte Fettleibigkeit, eingeschränkte Mobilität, Vorhandensein von Kontrakturen, Stuhl- und Harninkontinenz, lokale Hautmazerationen mit bakteriellen oder mykotischen Superinfektionen können jede noch so gut gelungene Defektplastik zunichte machen.

Lokale Voraussetzungen: Entscheidend für eine erfolgreiche plastische Deckung ist der Zustand des Dekubitaldefektes: Defektgröße und Defekttiefe, Vorhandensein von Weichteiltaschen, Vitalität des Gewebegrundes. Selbstverständlich soll der Defektboden frei von Infektion sein (präoperative Abstrichkontrolle). Zum Erreichen einer Wunddekontamination verwenden wir gern lokale schnell- und langsam resorbierbare Antibiotikaträger, die von der Industrie in Schwamm- und Kugelform angeboten werden.

Ebenfalls ist eine postoperative entlastende Lagerung des Patienten in einem entsprechenden Antidekubitusbett unabdingbar für eine regelrechte Wundheilung. Nach Entlassung sollte auf eine adäquate häusliche Hilfsmittelversorgung geachtet werden, um einem Rezidiv vorzubeugen (Antidekubitusmatratze, großer Rollstuhl etc.)

Ein Problem des Sakraldekubitus stellt die unmittelbare Nähe zum Analbereich und damit verbundene Verschmutzung der Wunde dar. Die oft vorhandene Stuhlinkontinenz macht die Behandlung solcher Defekte sehr schwierig. Eine Option dabei: die Anlage eines artifiziellen Darmausgangs. Die doppelläufige Sigmoidostoma kann minimalinvasiv laparoskopisch assistiert angelegt werden. Auch nach erfolgreicher Behandlung der Dekubituswunde erleichtert das Stoma die Betreuung pflegebedürftiger Patienten.

Abb. 13.1 Bauchlage zur
operativen Versorgung des
Sakaraldekubitus

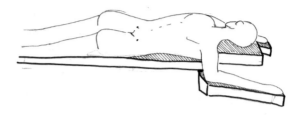

Abb. 13.2 Seitenlagerung
zur operativen
Decubitusbehandlung im
Bereich des Trochantermassivs

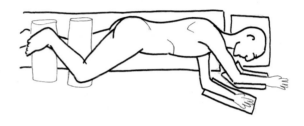

13.3 Instrumentarium und Lagerung

Bei der Lagerung für die plastisch-chirurgischen Eingriffe darf man keine Kompromisse
eingehen. Eine – auch stabile – Seitenlagerung ist für die Operationen im Sakralbereich
genauso wenig geeignet wie die Rückenlage bei Defekten im Bereich des Trochanter
majus. Unterpolsterung der druckgefährdeten Körperstellen (Abb. 1 und 2).

13.4 Operationsschritte

Aus persönlicher Erfahrung halten wir eine Plastik mittels myokutanem Lappen für
überlegen, um einem vorzeitigen Rezidiv vorzubeugen.

1. Vorbereitung der Defektstelle.
2. Vorbereitung der Lappen und Verschiebung.
3. Fixierung, Drainage.
4. OP-Abschluss.

13.4.1 Vorbereitung der Defektstelle

Erster operativer Schritt ist die Vorbereitung des Defektes. Wir gehen davon aus, dass
die Wunde sauber ist und die aktuellen Wundabstriche negativ sind. Wichtig ist, dass
das Gewebe der Wunde und die Umgebung vital sind – d. h. gut durchblutet. Alles, was
minderperfundiert ist, muss exzidiert werden – Sehnenfetzen, Teile der Gelenkkapsel,
avitale Muskelanteile. Liegt Knochen frei, soll die Kortikalis angefrischt werden.

Wir empfehlen, auch die tiefen Taschen (teil)zu exzidieren, oder zumindest ausreichend zu drainieren.

Die Ränder einer Wunde, die über eine lange Zeit konditioniert wurde, sind häufig stark vernarbt und mit dem Wundgrund verklebt. Diese Bereiche sollen sparsam reseziert werden. Der Hautschnitt erfolgt mit einem Skalpell, weiters kannst du mit einem monopolaren Stichel arbeiten. Dabei sollst du die Weichteile nicht weitergehend unterminieren – maximal 0,5 cm mobilisieren, um gute Flexibilität zu erreichen. Eine sorgfältige Spülung mit Antiseptika und Wasserstoffperoxid 3 % hilft, die Wunde von Restgewebe und Keimen zu befreien. Selbstverständlich soll die Wunde danach ausgiebig mit isotonischer Kochsalzlösung 0,9 % nachgespült werden (a, b).

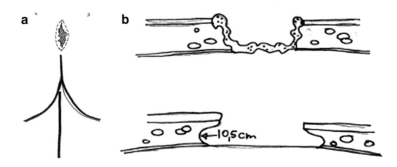

13.4.2 Vorbereitung des Verschiebelappens

Allgemein:

Da wir einen myokutanen Lappen bevorzugen, soll die Entnahmestelle möglichst viel Muskelgewebe erhalten. Die Mitnahme von subfaszialen Muskelschichten erlaubt es uns, die Perforatorgefäße zu benutzen, die vom Muskel senkrecht in die Weichteile gehen und maßgeblich für Vitalität der Lappen sorgen.

Nun zur Auswahl der richtigen Verfahren: Merke dir eine Faustregel: Je größer der Defekt, desto eher ist eine ein- oder zweiseitige V-Y-Plastik geeignet. Bei Defekten, die nicht größer als 3–4 cm im Durchmesser sind, kommt eine Rotationsplastik infrage.

Eine Rotationsplastik kann zum Beispiel bei einem Dekubitusdefekt im Sakralbereich erfolgen. Für den Lappen ist ein inferiorer Anteil des M. gluteus maximus geeignet. Wir empfehlen dem Ausbildungsassistenten Defekte, die den maximalen Durchmesser von 3–4 cm nicht übersteigen.

Als Autoren dieses Kapitels haben wir sehr lange überlegt, wie man eine chirurgische Technik, die auf Augenmaß, Erfahrung und nicht zuletzt einem Quäntchen Improvisation basiert, beschreiben und jemandem beibringen soll. Und ein Motto ist doch gefunden worden. Es lautet: *Think big!* Think big, scheue dich nicht, die größtmöglichen Rotationslappen auszuwählen. Nutze die zur Verfügung stehende Stelle maximal aus. Je größer der Rotationslappen ist, desto verhältnismäßig einfacher und damit erfolgreicher wird deine Plastik.

Bei der Deckung am Kreuz- und Steißbein führe deinen Schnitt von der Defektstelle, die 12 Uhr entspricht, und beende ihn in Projektion der 5-Uhr-Stelle. Um dem Rotationslappen ausreichend Mobilität zu verleihen, werden die Faszie und Muskelfasern der M. gluteus maximus durchtrennt (Abb. 3).

Abb. 13.3 Defekt

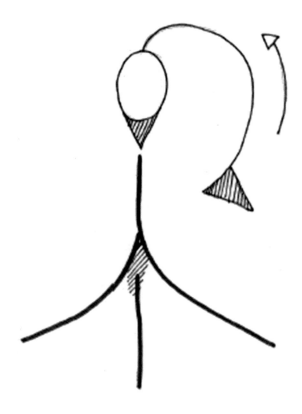

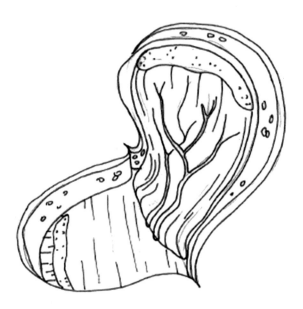

Nach abgeschlossener Rotation wirst du feststellen, dass die Weichteile unterhalb des Defektes sich gefaltet haben. Es ist ein sogenanntes Burow-Dreieck, das soll zum Schluss *sparsam* exzidiert werden. Das zweite Dreieck kann im Bereich des kaudalen Schnittpols entstehen. Sind die erhabenen Stellen wenig ausgeprägt, kann man im Einzelfall auf die Exzision verzichten.

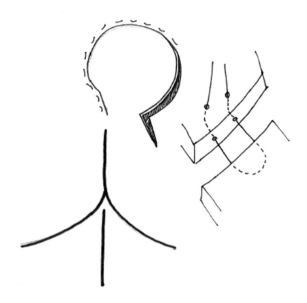

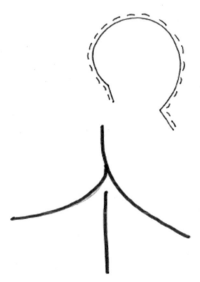

13.4.3 Fixierung, Drainage

Nun ist das Transplantat an der Defektstelle angelangt und soll befestigt werden. Beginne die Fixierung an der Stelle mit der geringsten Spannung und setzte die Fixierungsnähte in der Richtung der maximalen Spannung fort. Für die subkutanen Nähte ist resorbierbares Nahtmaterial der Fadenstärke 3/0 gut geeignet. Um die „Berührungsfläche" der Wundränder zu erhöhen, empfiehlt es sich, die subkutanen Stiche parallel zum Hautniveau zu stechen. Für die Haut nehmen wir einen nicht-resorbierbaren Faden gleicher Stärke und nähen in Einzelknopftechnik. Setze Rückstichnähte (Donati), die nicht auf dem Lappen geknüpft werden. Der Abstand zwischen den Nähten soll nicht mehr als 1 cm betragen. Achte darauf, dass nach dem Knüpfen die Lappenhaut nicht blass wird – das ist ein Zeichen der Minderdurchblutung. Es empfiehlt sich in diesem Fall, die Nähte aufzulösen und den Lappen weiter zu mobilisieren.

Wenn du intraoperativ ein Schwämmchen als Antibiotikaträger benutzt, dann soll die Drainage weit davon platziert werden. Leite die Drainage weit von dem Wundrand in lateraler Richtung und lasse die solange drin, bis die tägliche Sekretion unter 20–30 ml/ Tag bleibt.

13.4.4 OP-Abschluss

Ein oberflächlicher Vakuumverband ist sinnvoll. Vor dem Pflaster, das locker und ohne Spannung geklebt wird, sollen mehrere zu „Wölkchen" gefaltete Kompressen platziert werden, sodass die Stelle gut gepolstert ist.

13.5   Nachbehandlung

Eine Antibiotikatherapie mit weichteilegängigen Präparaten für mindestens 5 Tage ist angezeigt. Der Patient sollte postoperativ wechselnd auf der Seite oder dem Bauch gelagert werden. Rückenlage sollte vermieden werden. Alternativ Lagerung in einem Antidecubitusbett.

Weiterführende Literatur

Kaufmann R, Landes E (1987) Dermatologische Operationen. Farbatlas und Lehrbuch der Hautchirurgie. Thieme, Stuttgart

Damert H-G, Meyer F, Altmann S (2015) Therapeutic options for pressure ulcers Zentralbl Chir 140(2):193–200.

Vogt P M (2018) Plastic surgery for pressure ulcers Oper Orthop Traumatol 30(4):223–227

Boyce MK, Mett TR, Ipaktch R, Vogt PM (2018) Flap coverage using the posterior gluteal thigh flap. Oper Orthop Traumatol 30(4):245–252

Lefèvre C, Bellier-Waast F, Lejeune F, Duteille F, Kieny P, Le Fort M, Perrouin-Verbe B (2018) Ten years of myocutaneous flaps for pressure ulcers in patients with spinal lesions: Analysis of complications in the framework of a specialised medical-surgical pathway. J Plast Reconstr Aesthet Surg 71(11):1652–2166

Bettex Q, Philandrianos C, Jaloux C, Bertrand B, Casanova D (2019) Surgical treatment of recurrent pressure ulcers in spinal cord injured patients]. Ann Chir Plast Esthet 64(5–6):674–684

Amputationen der unteren Extremität

14

Daniel Hinck und Lena Heidelmann

Inhaltsverzeichnis

14.1 Präambel

Leider sind Amputationen, insbesondere an der unteren Extremität, trotz gefäßchirurgischer Revaskularisation und/oder antibiotischer Therapie, häufig unumgänglich.

Die Ursachen sind vielfältig. Auf Diabetes mellitus und/oder periphere arterielle Verschlusskrankheit gehen in Deutschland bis zu 69 % der Amputationen bis zur Höhe des Mittel-/Vorfußes zurück. Insgesamt ist ein leichter Trend der Abnahme von Majoramputationen, aber eine Zunahme der Minoramputationen zu verzeichnen. Anzunehmen ist eine Änderung des Rauchverhaltens in Bezug auf die Majoramputationen bei gleichzeitiger Zunahme der Diabetes-mellitus-Erkrankung in Hinblick auf die Minoramputationen (Spoden et al. 2019).

D. Hinck (✉)
Führungsakademie der Bundeswehr, Hamburg, Deutschland
E-Mail: danielchristianhinck@bundeswehr.org

L. Heidelmann
Klinik für Allgemein- und Viszeralchirurgie, Bundeswehrkrankenhaus, Hamburg, Deutschland
E-Mail: lenaheidelmann@bundeswehr.org

© Springer-Verlag GmbH Deutschland, ein Teil von Springer Nature 2023
L. Kasakov et al. (Hrsg.), *Allgemein- und viszeralchirurgische Eingriffe im 3. und 4. Jahr*, https://doi.org/10.1007/978-3-662-62502-6_14

So wirst du sicherlich gleich zu Beginn deiner chirurgischen Karriere mit Amputationen im Bereich der Zehen, im Verlauf der Metatarsale sowie, zum Glück seltener, an Unter- und Oberschenkel konfrontiert sein.

Im Verlauf des Kapitels möchten wir dir die Furcht vor der Amputation, nicht aber den Respekt nehmen. Denn stets gilt der gefäßchirurgische Grundsatz I-R-A-N (Infektsanierung, Revaskularisation, Amputation, Nachbehandlung), und keine Amputation ohne

(Gefäß-)Bildgebung.

14.2 Indikation und OP-Vorbereitung

14.2.1 Indikation

Häufig sind Patienten, die eine Amputation benötigen, „altbekannte" Patienten, die sich schon lange in der stationären Betreuung befinden, oder Patienten, die man über eine lange Zeit, manchmal Jahre schon kennt. Dennoch sind stets Anamnese (vor allem Abfrage von Begleiterkrankungen) und körperliche Untersuchung notwendig. Insbesondere solltest du Zeit für die Dokumentation des Lokalbefundes verwenden und im besten Fall auch eine Fotodokumentation durchführen.

Achte auf alte Narben im geplanten Operationsgebiet. Sie geben u. U. Aufschluss, ob Metallimplantate am/im Knochen vorhanden sind. Selbst eine oszillierende Säge schafft Metallimplantate nicht! Fertige ggf. eine Röntgenaufnahme an.

Des Weiteren benötigt dein Patient eine Blutabnahme (kl. BB, CRP, Gerinnungsparameter, Retentionswerte, Blutgruppe) und stets eine Bildgebung des aktuellen Durchblutungsstatus. Orientierend eignet sich die Doppler-Verschlussdruckmessung, kurz ABI (Ankle-Brachialis-Index). Neben einer Doppler-Duplexuntersuchung der Arterien der unteren Extremität, soweit vorhanden, ist die Durchführung einer angiographischen Computertomographie (CTA), Magnetresonanztomographie (MRA) oder digitalen Subtraktionsangiographie (DSA) unumgänglich.

Hierfür wird in der Regel Kontrastmittel verwendet. Bitte beachte die Nierenwerte deines Patienten!

Stehen Infektionen im Raum, solltest du eine Röntgenaufnahme in zwei Ebenen, mindestens bis zum nächsten angrenzenden Gelenk, anfertigen lassen. Interessant sind Osteolysezeichen oder Lufteinschlüsse, die auf eine fortschreitende Infektion hinweisen können.

In der Zusammenschau von lokalen Befund, der Perfusion (technische Untersuchungsbefunde) und dem Zustand des Patienten wird die Amputationshöhe bestimmt. Halte dir aber beim Aufklärungsgespräch die Möglichkeit offen, ggf. höher zu amputieren, wenn der Befund intraoperativ ausgedehnter ist.

Wir unterscheiden Majoramputationen von Minoramputationen und Grenzzonen-amputationen. Die erstgenannten Amputationsarten sind selbsterklärend, die Grenz-zonenamputationen orientieren sich nicht an anatomischen Grenzen, sondern an „Perfusionszonen".

Eine Nekrose zeigt eine Minderdurchblutung, rosige Haut eine normale Durch-blutung, und dazwischen wird geschnitten. Es ist natürlich darauf zu achten, dass das Ergebnis funktionell Sinn macht. (keinen Sinn macht z. B. eine Keil-Grenzzonen-amputation der Fußstrahlen 2–4 unter Belassung der Strahlen 1 und 5.)

Neben der Aufklärung ist die Markierung mit Rasur der betroffenen Extremität unerlässlich.

Ein Wort zur Aufklärung bei Majoramputationen. Der Betreuer eines Patienten kann *nicht* ohne richterliche Genehmigung in diese Amputation einwilligen, denn es besteht leider die begründete Gefahr, dass der betreute Patient aufgrund der Maßnahme sterben könnte oder einen schweren und länger dauernden gesundheitlichen Schaden erleidet (Bürgerliches Gesetzbuch BGB 1904). Bei elektiven Majoramputationen und betreuten Patienten muss erst das Betreuungsgericht angerufen werden!

14.2.2 Multimodales Behandlungskonzept

Dein Patient benötigt ein multimodales Behandlungskonzept:

An erster Stelle stehen hier die Abklärung möglicher Begleiterkrankungen und die adäquate medikamentöse Einstellung dieser Erkrankungen (Beispiel Diabetes mellitus). Gegebenenfalls brauchst du hier die Unterstützung weiterer Fachabteilungen. Bei Multi-medikation lohnt sich manchmal auch eine Überprüfung dieser durch deine Kranken-hausapotheker.

Alle Patienten benötigen eine Thromboembolieprophylaxe. Einige Patienten brauchen eine therapeutische Antikoagulation, die an die Operation angepasst werden muss. Denke hier insbesondere an Medikamente wie direkte orale Antikoagulanzien, Marcumar oder ASS. Eine wichtige Hilfestellung bei notwendiger Unterbrechung der antithrombotischen Behandlung liefert dir das Positionspapier der Deutschen Gesell-schaft für Kardiologie (Hoffmeister et al. 2010) und zur Prophylaxe der venösen Thromboembolie (VTE) die S3-Leitlinie der AWMF (2015).

Neben der Antikoagulation bzw. dem notwendigen Bridging ist eine suffiziente Schmerzmedikation bzw. Schmerzmodulation unumgänglich. Insbesondere bei geplanter Majoramputation sollte der Rat eines Schmerztherapeuten eingeholt werden, um eine perioperative schmerztherapeutische Versorgungsstrategie individuell auf den Patienten anpassen zu können.

Ferner sollten Physiotherapie und der hauseigene Sozialdienst hinzugezogen werden. Erfahrungsgemäß ist neben der Wundkonsolidierung das Entlassungsmanagement unter sozialdienstlicher Mithilfe ein wesentlicher Punkt, der die Entlassung bzw. Verlegung in eine Anschlussheilbehandlung bzw. Rehabilitationsmaßnahme verzögern.

Im Vergleich zur operativen Versorgung ist die sich anschließende Wund- bzw. Stumpfversorgung um ein Vielfaches zeitkonsumierender. Auch hier wäre es ratsam, frühzeitig ein Wundteam, soweit in deinem Haus vorhanden, miteinzubeziehen. Die Güte der Wundnachsorge entscheidet über eine zeitnahe prothetische Versorgung bzw. über eine zügige Gebrauchsfähigkeit der Extremität. Neben der Anpassung eines Silikonliners sind die richtige Stumpfwicklung sowie die stadienadaptierte Wundversorgung bei sekundär heilender Wunde Kapitel für sich und zu wichtig, um diese in ein paar Sätzen in diesem Buchbeitrag abzuhandeln.

Abschließend sollte man den Patienten auf die Vielzahl an Selbsthilfegruppen aufmerksam machen. Diese können Betroffene und Angehörige im Vor- oder Nachhinein beraten und ihnen bei der Durchsetzung ihrer Ansprüche unterstützend zur Seite stehen.

14.2.3 Instrumentarium und perioperative Vorbereitung

Schaue, ob in deinem Hause ein standardisiertes Amputationssieb vorgehalten wird. Zudem ist eine oszillierende Säge von Vorteil. In der Regel musst du jedoch deinem OP-Personal mitteilen, welche Sägeblattgröße du benötigst. Für Grenzzonenamputationen eignen sich schmale, für Majoramputationen eher breite Blätter. Und selbstverständlich musst du schon im Vorfeld eine

Einweisung in die Nutzung der Säge erhalten.

Es gibt zwei wichtige Zangen für eine Amputation. Eine Knochenschneidezange nach Liston und eine Knochenzange nach Luer. Über deren Gebrauch solltest du dir im Vorfeld schon Gedanken machen. Die Knochenschneidezange nach Liston wird zur Durchtrennung von Knochen benutzt; in der Regel benutzt man diese bei Grenzzonenamputationen. Die Knochenzange nach Luer nutzt du für zweierlei Dinge. Erstens kannst du damit den bradytrophen Knorpel vom Knochen entfernen, denn nur Spongiosa granuliert hervorragend über, und zweitens kannst du durchtrennte, mit scharfen Splittern versehene Knochenenden begradigen. Knochenfeilen geben den Feinschliff an den Knochenenden. Zusätzlich benötigst du ein Raspatorium.

Amputationen an der unteren Extremität erfolgen in Rückenlage. Beachte generelle Lagerungsmaßnahmen wie Polsterung und Sicherung des Patienten. Wasche und decke die gesamte untere, markierte Extremität ab, um für eine Eingriffserweiterung gewappnet zu sein. Du benötigst einen Assistenten.

Bei Verletzungen brauchst du ggf. eine Röntgendarstellung intraoperativ. Hierzu solltest du den Patienten auf einem Röntgenschutz lagern und der OP-Gruppe vorab einen möglichen Einsatz melden, damit der C-Bogen schon präoperativ vorbereitet werden kann. Das erspart dir intraoperatives Warten. Für den C-Bogen brauchst du ebenfalls eine Einweisung und für das intraoperative Röntgen den Nachweis der Fachkunde (Bundesgesetzblatt BGBl. I S. 2018).

Bei Majoramputationen solltest du zwei Erythrozytenkonzentrate präoperativ als Sicherheit einkreuzen lassen.

Mache dich frühzeitig mit den Amputatentsorgungsgegebenheiten deiner Klinik vertraut, damit dieses postoperativ korrekt entsorgt werden kann (ethischer medizinischer Abfall).

14.3   Operative Durchführung

Nach der sorgfältigen OP-Vorbereitung beginnt deine Operation mit dem Team-Timeout und der Befüllung einer WHO-Checkliste zur Sicherstellung der richtigen Amputations-seite und -höhe.

14.3.1 Zehenamputation

Zehenamputationen sollten stets im Sinne einer Exartikulation im Grundgelenk (Articulatio metatarsophalangealis) durchgeführt werden.

Amputationen im Bereich der Mittel- und Grundglieder sind unbedingt zu vermeiden, da durch das gestörte Muskelgleichgewicht der Stumpf in die Dorsalextension ausweichen würde und fortwährende Beschwerden, z. B. beim Tragen von Schuhen, verursachen würde. Lediglich an der Großzehe ist dies jedoch möglich.

Zusammengefasst sind

1. Grenzzonenamputationen im Endglied.
2. Teilamputationen an der Großzehe und
3. Exartikulationen im Grundgelenk möglich.

14.3.2 Grenzzonenamputation im Endglied

Das Wichtigste bei der Planung der Schnittfigur ist die vollständige Entfernung des Nagels und der Nagelwurzel.

Zirkumferent wird im Verlauf der Grenzzone um diese geschnitten. Nach Entfernung des adhärenten Weichteilmantels mittels eines Raspatoriums wird der Knochen mittels Luer gekürzt, so weit, bis der Weiteilmantel den Defekt verschließen kann. Stets solltest du auf die anschließende Bluttrockenheit des Situs achten! Abschließend wird mittels einer Einzelknopfnaht der Weichteilmantel grob adaptierend verschlossen.

Allen Hautnähten an Amputationswunden ist eines gemeinsam: *Niemals* wasserdicht verschließen. Zehenamputationswunden sind *sehr* infektionsgefährdet. Alle anderen Amputationswunden haben die Tendenz anzuschwellen und brauchen folglich den Platz.

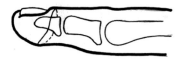

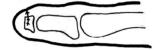

14.3.3 Teilamputation der Großzehe

Die Großzehe lässt sich auch im Interphalangealgelenk exartikulieren. Vom Prinzip her ist das Vorgehen identisch mit der Grenzzonenamputation im Endglied. Zu beachten ist jedoch, dass die Kondylen abzurunden sind.

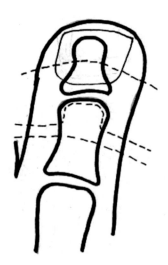

14.3.4 Exartikulation im Grundgelenk

Zur Veranschaulichung der Schnittfigur fällt dir kein Zacken aus der Krone, wenn du diese die ersten Male mit einem Hautstift anzeichnest.

Im Bereich der Grenzzonen schneidest du semizirkumferent plantarseitig im Verlauf der Grundphalanx und dann dorsalseitig schwalbenschwanzartig im Verlauf der Metatarsale auslaufend auf den Knochen zu.

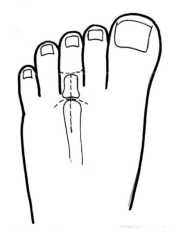

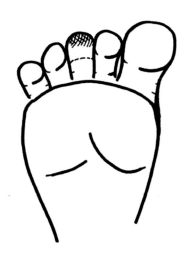

Bei der Darstellung des Grundgelenks ist zu beachten, dass es weiter proximal als gedacht liegt. Wir empfehlen ein Eröffnen der Gelenkkapsel mittels des Skalpells. Unter ständigem Zug werden dann Kapsel- und Seitenbänder des Grundgelenks durchtrennt. Kapselanteile, Streck- und Beugesehnenanteile werden reseziert.

Die Knorpelresektion am Metatarsaleköpfchen ist eine Gretchenfrage. In der Regel entfernen wir den Knorpel mittels Luer, um eine bessere Weichteildeckung durch Nachkürzung zu erlangen. Es ist dabei auf glatte Knochenränder zu achten. Anschließende Überprüfung auf Bluttrockenheit.

Zum Wundverschluss empfehlen wir im Verlauf des Metatarsaleknochens Adaptationsnähte. In die offene distale Wunde („Abflussdreieck") legen wir einen Docht mit einem antiseptischen Gel ein. Beim abschließenden Verband solltest du darauf achten, dass insbesondere in den Zehenzwischenräumen keine feuchten Kammern entstehen. Hier haben sich ausgezogene Kompressen in den Zehenzwischenräumen bewährt. Auf den Docht kommen „Wölkchen" aus Kompressen und ein Mullverband.

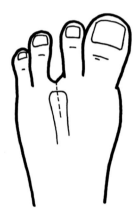

Bei der transmetatarsalen Amputation der Großzehe mache ebenfalls einen Längs- oder Schwalbenschwanzschnitt im Verlauf des zu resezierenden Metatarsale mit zirkumferenter Komplettierung über das Grundgelenk mit Bildung eines plantaren Weichteillappens. Achte darauf, dass der Weiteillappen plantar vital bleibt. Wenn die Schnittebene deiner Weichteillappen aktiv arteriell blutet, bist du im richtigen Bereich. Auch da ist ein spannungsfreier Wundverschluss nicht zu vergessen.

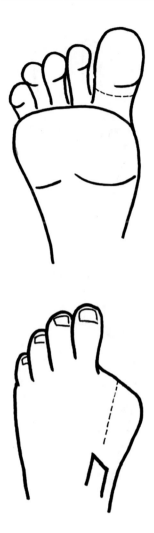

14.3.5 Mittelfußamputation

Das Wichtigste gleich vorweg. Bei einer Teilamputation im Verlauf der Metatarsale müssen mindestens zwei Strahlen oder aber der erste Strahl allein erhalten bleiben, um eine ausreichende Stabilität des Fußes zu ermöglichen. Ausnahme bildet eine vollständige Vorfußamputation.

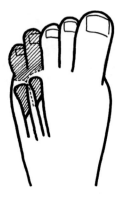

und

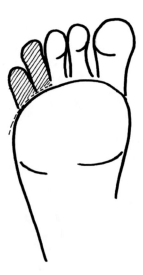

Auch hier ist es wichtig, sich die Schnittfigur mit einem Hautstift anzuzeichnen.

Der Längsschnitt erfolgt bei einem zu entfernenden Metatarsale über, bei zwei zu entfernenden Metatarsale zwischen den beiden Knochen bzw. im Verlauf der sichtbaren Demarkationslinie. Plantar wird der Schnitt zirkulär über den Grundgelenk der zu resezierenden Zehen komplettiert.

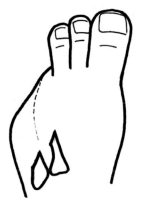

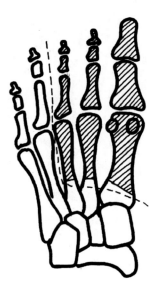

Wiederum beachtenswert ist, dass Mittelfußknochen entweder an den Köpfchen oder an der Basis abgesetzt werden sollten. Anderenfalls kann es zu spitz zulaufenden Stümpfen kommen, die Schmerzen oder gar Perforationen verursachen können.

Mit dem Raspatorium wird der Abschnitt des Mittelfußknochens präpariert, der anschließend mit der oszillierenden Säge (schmales Sägeblatt) durchtrennt wird. Wenn du keine oszillierende Säge zur Hand hast, kannst du auch eine Gigli-Säge verwenden. Empfehlenswert ist ein Winkel von 45°.

Nachkürzen der Sehnen und Entfernung von eventuellen Sesambeinen, die sich häufig in einer Kapsel befinden und entsprechend schwierig zu resezieren sind.

Die Knochenstümpfe sind auf Unebenheiten bzw. Kanten und Spitzen zu untersuchen und ggf. mit Luer und Feile nachzuarbeiten. Es folgen lockere Adapationsnähte und ein Verband im Sinne einer offenen Wundbehandlung, ggf. auch eine Unterdruckwundtherapie (= Vakuumtherapie). Auch die weitere Beschreibung der Vakuumtherapie wäre ein Kapitel für sich. Bitte informiere dich hierüber.

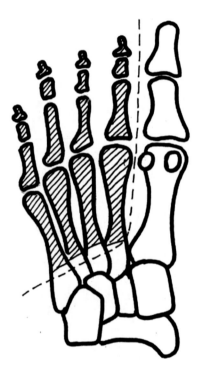

Bei der vollständigen transmetatarsalen Amputation musst du dich entscheiden, ob du einen plantaren Weichteillappen zur Deckung der Amputationswunde bilden möchtest oder eine offene Wundbehandlung im Anschluss an die sog. „Guillotine"-Amputation favorisierst bzw. diese notwendig erscheint.

Der dorsale, bogenförmige Hautschnitt läuft im Bereich der Grenzzone bzw. von der Basis Metatarsale I und V auf den Knochen. Versorgung von blutenden Gefäßen.

Bei der „Guillotine"-Amputation wird der Hautschnitt auch plantarseitig in vorgenannter Figur vervollständigt.

Wird ein plantarer Weichteillappen gebildet, führst du den Schnitt mediodorsal am Rand von Metatarsale I bis zu dessen Köpfchen, um dann plantar entlang der Basis der Zehen bis zum Köpfchen von Metatarsale V zu schneiden. Nun komplettierst du die Schnittfigur entlang des dorsolateralen Randes von Metatarsale V.

Mit einem Wundhaken werden die dorsalen Weichteile nach proximal retrahiert und die Knochen mittels oszillierender Säge durchtrennt

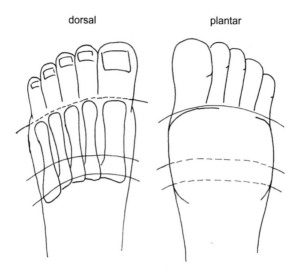

dorsal   plantar

Bei einem zu bildenden Lappen wird das Amputat vom plantaren Weichteillappen getrennt. Danach überprüfst du die Vitalität des Lappens und ob dieser lang genug ist, um eine spannungsfreie Deckung zu ermöglichen. Ist der Lappen zu kurz, aber vital, sind die Knochen entsprechend mittels oszillierender Säge nachzukürzen.

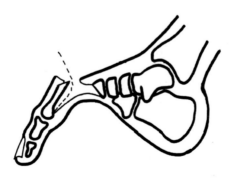

Die Muskulatur wird nach distal ausgeschärft, und die Sehnen werden auf Höhe der Knochendurchtrennung gekürzt. Überprüfe die Bluttrockenheit. Dies solltest du sehr ernst nehmen, da ein Hämatom unter dem Lappen zu einem Verlust desselben führen kann. Der plantare Lappen wird über einer Silikondrainage mit Donati-Nähten adaptiert – wiederum mit entsprechenden Abständen, *nicht* wasserdicht! Als Verband eignen sich hierfür Kompressen mit einer Haftbinde.

Bei der „Guillotine"-Amputation ist darauf zu achten, dass die durchtrennten Knochen unterhalb des Weichteilmantels zum Liegen kommen. Denk daran, dass der Weichteilmantel sich noch einige Millimeter retrahiert!

Nach entsprechender Blutstillung versorgen wir diese Wunde mit einem Unterdruckverband.

Die anschließende Deckung der sekundär heilenden Wunde mit einer Mesh-Graft-Plastik sehen wir aufgrund der reduzierten Belastbarkeit von Meshgraft kritisch.

14.3.6 Unterschenkelamputation

Es gelten die Grundsätze „Je länger der Unterschenkelstumpf, desto schwieriger die Weichteildeckung, aber desto besser der Hebelarm" und „Lange Unterschenkelstümpfe sind für Gefäßpatienten aufgrund der Durchblutung nicht geeignet".

Auf der anderen Seite gilt der Grundsatz „Die Tuberositas tibiae ist die Grenze des kurzmöglichsten Unterschenkelstumpfs".

Die Technik nach Burgess wird weltweit als häufigste Technik der Unterschenkelamputation angewendet, sowohl bei Durchblutungsstörungen, Traumen als auch bei Tumoren im Verlauf der distalen Extremität.

Du solltest auch hier wieder mit einem Hautstift die Schnittfigur vorher anzeichnen. Diese verläuft ca. 15 cm unterhalb des Kniegelenkspalts bzw. unterhalb der Tuberositas tibiae ventral semizirkumferent von der Margo medialis der Tibia bis zur Margo posterior der Fibula, um sich dann bogenförmig auf einer Länge von ca. 13–15 cm anfänglich parallel zur Fibula und Tibia laufend sich dorsalseitig zu vereinigen.

Der Hautschnitt wird bis auf die Muskelfaszien bzw. das Tibiaperiost hinuntergeführt. Dabei musst du die V. saphena magna ligieren. Anschließend durchtrennst du die ventralen und lateralen Unterschenkelmuskeln. Wir empfehlen, dies mittels der Elektrokauterisation Schritt bei Schritt, z. B. über einer Rinne oder zwischen Overholt-Branchen, zu machen. Dann ligierst du die A. und V. tibialis anterior. Mit einem Wundhaken wird der Weichteilmantel nach proximal gezogen, mittels des Raspatoriums das Periost von Tibia und Fibula mobilisiert. Schließlich durchtrennst du, mit der Fibula, ca. 5 mm proximaler als bei der Tibia, beginnend, die Knochen mittels oszillierender Säge. Die Schnittfläche klappt wie ein Scharnier auf. Wenn du einen Einzinkerhaken in die Markhöhle der Tibia einsetzt, vergrößert sich der Spalt.

Jetzt kommt der gefährliche Teil. Mit dem Amputationsmesser, das wirklich scharf ist, wird der dorsale Lappen entlang der Hinterfläche von Tibia und Fibula und der Schnittfigur gebildet. Stärkere Blutungen werden vorerst mit einem Klemmchen versorgt, die du anschließend ligierst; kleine Blutungen werden elektrokauterisiert. Nun prüfst du, ob der Lappen eine spannungsfreie Deckung ermöglicht. Sollte dies nicht ohne Probleme möglich sein, kannst du den M. soleus entfernen.

Schräge die Tibiaschnittfläche von ventral nach dorsal in einem Winkel von 45° an und runde die Kanten mit der Feile oder der oszillierenden Säge ab. Wichtig ist, dass die Fibula kürzer ist als die Tibia!

Nachdem du erneut die Bluttrockenheit überprüft hast, wird der Lappen über einer Silikondrainage verschlossen. Hierzu adaptierst du mittels resorbierbarer U-Nähte die oberflächliche Faszie der Wadenmuskulatur mit derjenigen der Fibularisloge bzw. dem medialen Periost der Tibia. Durch Donati-Nähte wird die Haut verschlossen, aber auch wiederum so, dass kein wasserdichter Hautverschluss entsteht (entsprechende Abstände!). Der abschließende Verband sollte in diagonalen Touren angelegt werden, um eine Kompression auf den hinteren Lappen zu erreichen. Hervorragend eignet sich hierzu eine selbsthaftende Binde.

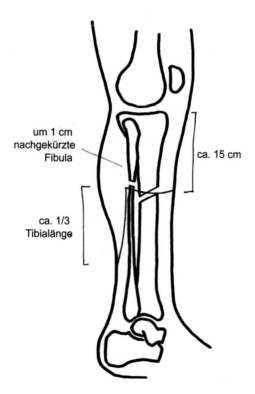

um 1 cm nachgekürzte Fibula

ca. 15 cm

ca. 1/3 Tibialänge

14.3.7 Oberschenkelamputation

Auch bei der Oberschenkelamputation gilt wie bei der Unterschenkelamputation: „Um jeden Zentimeter Länge kämpfen.“

Dennoch erreicht man den „besten Stumpf“ mit einer zylindrischen Form und ausreichender Weichteildeckung im mittleren Drittel des Femurschaftes bzw. wenn das Femur eine Handbreit oberhalb der Patella durchtrennt wird. Längere Stümpfe sind meist schlecht zu decken, und deutlich kürzere Stümpfe haben einen schlechten Hebel-arm, der zu Flexion, Abduktion und Außenrotation neigt.

Wiederum solltest du die Schnittfigur vorher anzeichnen. Ziel ist es, einen konischen Stumpf durch zwei gleich große Haut-Muskel-Lappen zu erhalten („Fischmaul"). Der Ausgangspunkt des ventralen als auch dorsalen Lappens liegt im Verlauf des Femurs ca. 12–15 cm oberhalb des Oberrandes der Patella. Der bogenförmige Hautschnitt hat den höchsten Punkt ca. 2–5 cm unterhalb des Oberrandes der Patella. Spiegelbildlich zeichnest du diesen bogenförmigen Hautschnitt auch dorsal an. Der vordere und hintere Lappen treffen sich in einem Winkel von 70–90°.

Mit dem Hautmesser durchtrennst du die Haut entlang der angezeichneten Schnitt-figur in einem Schnitt bis auf die Muskelfaszie. Extraanatomische Bypässe bzw. die V. saphena magna musst du ligieren. Mit dem Elektrokauter wird die Muskulatur des M. quadriceps über einer Rinne oder zwischen den Branchen eines Ovorholts schräg auf den geplanten Punkt der Femurdurchtrennung zulaufend subtil durchtrennt.

Große Gefäße, z. B. A. femoralis superficialis und V. femoralis superficialis, werden mit einer Durchstichligatur versorgt.

Mittels Wundhaken hält der Assistent den nun gebildeten Vorderlappen nach kranial, und du inzidierst das Periost des Femurs und schiebst es mit dem Raspatorium nach distal. Die Durchtrennung des Femurs erfolgt knapp 1–2 cm distal des Treffpunktes der Lappen durch die oszillierende Säge. Durch das Einsetzen des Einzinkerhakens in die proximale Markhöhle kannst du die beugeseitige Muskulatur mit dem scharfen, scharfen und nochmals scharfen Amputationsmesser schräg durchtrennen. Du beginnst knapp proximal vom Ort der Femurdurchtrennung entlang der angezeichneten Schnittfigur. Es wird bluten! Besonders wird es aus der A. profunda femoris bzw. deren Ästen bluten. Darum ist eine unverzügliche Blutstillung durch das Setzen von Klemmen erforderlich, und sicherlich wird dich hier so mancher Oberarzt zur Eile drängen! Nach der Prüfung auf Bluttrockenheit und der Vitalität der Muskulatur wird der N. ischiadicus aufgesucht und über einer Ligatur nachgekürzt (3–4 cm), sodass das Ende gut in der Muskulatur eingebettet ist. Wir empfehlen die Instillation von 10 ml Ropivacain 2 mg/ml am N. ischiadicus zur Schmerzprophylaxe.

Nun werden die Lappen provisorisch aneinander gehalten, um zu sehen, ob ein spannungsfreier Verschluss möglich ist. Der Femurstumpf sollte mittels Feile oder oszillierender Säge geglättet werden.

Bei einem gefäßchirurgischen Patienten sollte die myoplastische Stumpfdeckung, die Myopexie oder Myodese aufgrund der Durchblutungsverhältnisse unterlassen werden.

Nach Einlage einer Drainage an den Femurstumpf adaptierst du den Vorder- und Hinterlappen mittels resorbierbarer, kräftiger (1–0), polyfiler U-Nähte, die die Faszien der Muskulatur fassen. Anschließend folgt der Hautverschluss mit Einzelnähten nach Donati, wiederum im ausreichenden Abstand (*nicht* wasserdicht).

Der Stumpf wird über großflächigen Saugkompressen in diagonalen Touren am besten mit einer Haftbinde komprimierend versorgt.

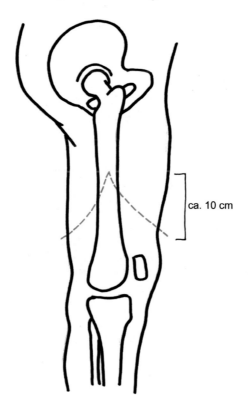

ca. 10 cm

14.4   Nachbehandlung

Die Nachbehandlung erfolgt im Rahmen des multimodalen Behandlungskonzeptes.

Monitore deinen Patienten engmaschig postoperativ. Vergiss deine eingekreuzten Erythrozytenkonzentrate nicht. Falls dein Patient sie nicht benötigt, solltest du sie wieder freigeben.

Die Drainage kann in der Regel am 3. postoperativen Tag entfernt werden. Bis dahin erhält der Patient ab dem 2. postoperativen Tag regelmäßige Verbandwechsel. Es sollte zudem frühzeitig der Orthopädietechniker vorbeischauen. Eine therapeutische Antikoagulation kann ab dem 2. postoperativen Tag wieder begonnen werden. Sollte die Wundsituation es hergeben, profitiert dein Patient von einer frühzeitigen Mobilisierung.

Der Fadenzug sollte erst am 12. postoperativen Tag erfolgen und der Patient auch dann erst in eine vielleicht geplante Anschlussheilbehandlung entlassen werden (Amputationswunden sind Problemwunden!).

Literatur

Spoden M, Nimptsch U, Mansky T (2019) Amputation rates of the lower limb by amputation level – observational study using German national hospital discharge data from 2005 to 2015. BMC Health Serv Res 19(1):8–16

Bürgerliches Gesetzbuch (BGB) (1904) Abs. 1 Satz 1 Genehmigung des Betreuungsgerichts bei ärztlichen Maßnahmen

Hoffmeister HM, Bode C, Darius HA, Huber K, Rybak K, Silber S (2010) Unterbrechung antithrombotischer Behandlung (Bridging) bei kardialen Erkrankungen – Positionspapier Der Kardiologe. Kardiologe 4(5):365–374

S3-Leitlinie Prophylaxe der venösen Thromboembolie (2015), AWMF, Registernummer 003–001, Stand 15.10.2015 gültig bis 14.10.2020. https://www.awmf.org/uploads/tx_szleitlinien/003-001l_S3_VTE-Prophylaxe_2015-12.pdf. Zugegriffen: 14. März 2020

Bundesgesetzblatt (BGBl.) (2018) I S. 2034, 2036 § 47 der Verordnung zum Schutz vor der schädlichen Wirkung ionisierender Strahlung (Strahlenschutzverordnung – StrlSchV) vom 29. November 2018

Printed in the United States
by Baker & Taylor Publisher Services